Dirk Schweigler · Reizdarm

Dirk Schweigler

Reizdarm

Heilung von Nahrungsmittelunverträglichkeiten und Verdauungsproblemen

ENNSTHALER VERLAG STEYR

Erklärung

Die in diesem Buch angeführten Vorstellungen, Vorschläge und Therapiemethoden sind nicht als Ersatz für eine professionelle medizinische oder therapeutische Behandlung gedacht. Jede Anwendung der in diesem Buch angeführten Ratschläge geschieht nach alleinigem Gutdünken des Lesers. Autoren, Verlag, Berater, Vertreiber, Händler und alle anderen Personen, die mit diesem Buch in Zusammenhang stehen, können weder Haftung noch Verantwortung für eventuelle Folgen übernehmen, die direkt oder indirekt aus den in diesem Buch gegebenen Informationen resultieren oder resultieren sollten.

www.ennsthaler.at

ISBN 978-3-85068-980-9
Dirk Schweigler · Reizdarm
Alle Rechte vorbehalten
Copyright © 2017 by Ennsthaler Verlag, Steyr
Ennsthaler Gesellschaft m.b.H. & Co KG, 4400 Steyr, Austria
Satz und Umschlaggestaltung: Thomas Traxl und Ennsthaler Verlag
Umschlagbilder: © akinshin / iStockphoto.com, © wildpixel / iStockphoto.com
Abb. 1: © bilderzwerg / Fotolia.com
Abb. 6: © cunico / Fotolia.com
Druck und Bindung: Těšínská Tiskárna, Český Těšín

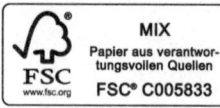

Inhaltsverzeichnis

Einleitung 7

1 Allgemeines 10
  1.1 Meine eigene Geschichte 10
  1.2 Das geheimnisvolle Prinzip von Ursache und Wirkung 15
  1.3 Das Verdauungssystem 17
  1.4 Endlich die Diagnose: Reizdarmsyndrom 20
  1.5 Wie finde ich den richtigen Therapeuten? 25
  1.6 Hier gibt's was zurück: Erstattungsmöglichkeiten 30
    1.6.1 Geheimtipp 1: Zusatzversicherungen 33
    1.6.2 Geheimtipp 2: Steuerliche Absetzbarkeit 35

2 Lieber Patient: Sie haben eine Nahrungsmittelunverträglichkeit 39
  2.1 Die häufigsten Nahrungsmittelunverträglichkeiten im Überblick 43
    2.1.1 Milchzucker (Laktose) und Milcheiweiß 45
    2.1.2 Fruktose 51
    2.1.3 Gluten 56
    2.1.4 Histamin 60
  2.2 Allergie oder Intoleranz: Tests für Nahrungsmittelunverträglichkeiten 68
  2.3 Ernährungstipps 72

3 Auf dem Weg zur Heilung: Diagnose- und Therapiemöglichkeiten 80
  3.1 Das Wichtigste zuerst: Die Stuhldiagnostik 82
    3.1.1 pH-Wert 84
    3.1.2 Milliarden kleiner Freunde – die Darmbakterien 86

- 3.1.3 Leaky Gut Syndrom 92
- 3.1.4 Das Immunsystem im Darm 100
- 3.1.5 Calprotectin 103
- 3.1.6 Pilz, komm raus, du bist umzingelt: Candida und Hefepilze 105
- 3.1.7 Schimmelpilze 111
- 3.1.8 Zusammenfassung: Was kann ich bei einem auffälligen Stuhlmarker tun? 112
- 3.1.9 Tipps für die richtige Stuhlproben-Entnahme 114
- 3.2 Heavy Metal für den Darm: Schwermetalle 115
- 3.3 Die Verdauungskraft stärken 123
  - 3.3.1 Magen 125
  - 3.3.2 Galle 130
  - 3.3.3 Bauchspeicheldrüse 132
- 3.4 Bakterielle Erreger, Viren und Parasiten 136
- 3.5 Chronisch entzündliche Darmerkrankungen: Morbus Crohn und Colitis ulcerosa 138
- 3.6 Konkretes Vorgehen 141

4 Notfallmedizin 145
- 4.1 Durchfall 145
- 4.2 Verstopfung 151
- 4.3 Darmgeräusche und Bauchgluckern 154
- 4.4 Blähungen 156

Schlusswort 160

Dank 161

Endnoten / Literatur- und Quellenverzeichnis 162

Über den Autor 164

Einleitung

Das Thema Reizdarm, ebenso wie Nahrungsmittelunverträglichkeiten, ist ein Reizthema. Die meisten Mediziner stehen dem Ganzen recht hilflos gegenüber und die Patienten fühlen sich mit ihren Problemen alleingelassen. Aus diesem Grund gibt es viele Betroffene, die eine jahrelange Ärzte-Odyssee hinter sich haben.

Ähnlich war es auch bei mir: Obwohl ich zahlreiche Mediziner mit meinen Beschwerden – Reizdarm und Nahrungsmittelunverträglichkeiten – konsultierte, konnte mir keiner weiterhelfen. Ich war enttäuscht und gleichzeitig ratlos. Was nun?

An diesem Punkt gab es für mich nur diese zwei Optionen: entweder den Rest meines Lebens mit den Beschwerden verbringen (auch mit der Gefahr, dass es noch schlechter wird) oder die Heilung selbst in die Hand nehmen. Ich entschied mich für Letzteres, denn resignieren war für mich keine Option.

Unser gesamtes Wohlbefinden ist maßgeblich von unserer körperlichen Gesundheit abhängig und wir können bei einer Erkrankung die Körperteile nicht so einfach austauschen wie die Teile eines Autos. Deshalb sollten körperliche Beschwerden über einen längeren Zeitraum nicht einfach ignoriert werden. Reizdarm ist eines dieser Zeichen, mit denen uns der Körper signalisiert, dass etwas nicht stimmt.

Ich möchte an dieser Stelle Mut machen und aufzeigen, dass Reizdarm und Nahrungsmittelunverträglichkeiten keine unheilbaren Krankheiten sind, auch wenn es manchmal gern so dargestellt wird. Es gibt viele schöne Beispiele, wo Betroffene ihre Probleme vollständig überwunden haben und heute beschwerdefrei sind.

Man muss dem Körper nur dort helfen, wo er es gerade dringend benötigt und sich nicht selbst heilen kann. Es ist nicht immer einfach herauszufinden, was der tieferliegende Grund für die gesundheitlichen Probleme ist. Viele Möglichkeiten kommen dafür infrage. Deshalb kann und wird es auch nie »die eine Pille« gegen Nahrungsmittelunverträglichkeiten und Reizdarm geben.

Obwohl sich die Anatomie der Organe und die Stoffwechselprozesse bei allen Menschen stark ähneln, gibt es doch sehr große individuelle Unterschiede. Zum Beispiel wie jemand auf eine Therapie reagiert. Diese Individualität sollte immer beachtet werden: Was bei dem einen Betroffenen wunderbar wirkt, kann bei einem anderen vollkommen wirkungslos bleiben. Wichtig ist deshalb, ein großes Repertoire an Diagnose- und Therapiemöglichkeiten zu haben, aus dem man wie aus einem Werkzeugkasten das richtige Hilfsmittel auswählen kann. Wird man selbst aktiv, so benötigt man viele fundierte und umfassende Informationen, um die richtigen Entscheidungen zu treffen.

Ich hoffe, mit diesem Buch vielen Betroffenen weiterhelfen zu können, die ebenfalls ihr Schicksal selbst in die Hand nehmen wollen. Es enthält meinen gesamten Erfahrungsschatz, den ich über mehrere Jahre angesammelt und ständig erweitert habe.

Die hier angeführten Therapiekonzepte stammen hauptsächlich aus der Naturheilkunde. Im Vordergrund steht die Suche nach der Krankheitsursache mithilfe akkreditierter Labore. Dank der enormen wissenschaftlichen Entwicklungen in den letzten Jahren können heutzutage viele Werte im Körper bestimmt werden, mit denen man die Ursache von Beschwerden ausfindig macht oder neue Ansatzmöglichkeiten für eine weitere Behandlung erhält. Leider sind viele dieser Möglichkeiten kaum bekannt und selbst Ärzte nutzen dies viel zu selten.

Ich konzentriere mich in diesem Buch auf Nahrungsmittelunverträglichkeiten, die im Lauf des Lebens entstehen. Diese sind mit Abstand die häufigsten. Genetisch angeborene Unverträglichkeiten oder Lebensmittelvergiftungen werden nicht näher betrachtet. Fast alle Produkte, die ich hier empfehle, habe ich auch selbst verwendet, ich bin von deren Qualität überzeugt. Die Empfehlungen sind jedoch nur als Orientierungshilfe gedacht.

Da ich keiner Firma, Institution oder medizinischen Richtung verpflichtet bin, wurden alle Diagnose- und Therapiekonzepte vollkommen unabhängig ausgewählt. Empfohlen werden nur Maßnahmen, die sich bei vielen Betroffenen bestens bewährt haben.

Für eine erfolgreiche Heilung bei Reizdarm und Nahrungsmittelunverträglichkeiten ist das Einhalten der Reihenfolge von Diagnose und darauf aufbauender Therapie äußerst wichtig. Es sollte nicht einfach irgendetwas eingenommen werden in der Hoffnung, dass es »vielleicht irgendwie hilft«. Der Fokus dieses Buchs liegt auf der langfristigen Heilung von Reizdarm und Nahrungsmittelunverträglichkeiten und nicht darauf, ob oder wie man »damit leben kann«.

Ich wünsche Ihnen, dass Sie auf dem Weg der Heilung auch die Durststrecken gut bewältigen und nicht den Mut verlieren, wenn es einmal Rückschläge gibt. Eine Krankheit kann manchmal auch eine wunderbare Möglichkeit sein, um über sich selbst hinauszuwachsen.

1 Allgemeines

1.1 Meine eigene Geschichte

Wie so häufig bei Nahrungsmittelunverträglichkeiten entwickelten sich diese auch bei mir in einem langsamen, aber doch stetigen Prozess. Im Anfangsstadium nimmt man dies meist nicht als so problematisch wahr, da die Symptome noch verkraftbar sind und sich nur schrittweise einschleichen. Doch über die Zeit wurden sie immer stärker und damit stieg auch der Leidensdruck.

Da es sich bei Nahrungsmittelunverträglichkeiten um Verdauungsprobleme handelt, wendete ich mich an einen Experten auf diesem Gebiet: einen Gastroenterologen. In einem sehr kurzen Gespräch wurden meine Beschwerden als relativ normal abgetan (»Damit muss man leben«) und eine Darmspiegelung empfohlen. Diese zeigte keinen auffälligen Befund und ich wurde deshalb für gesund erklärt. Leider entsprach das überhaupt nicht meinem Befinden.

Da ich laut Arzt also eigentlich »gesund« war, nahm ich die Symptome drei weitere Jahre in Kauf, ehe ich eine Heilpraktikerin kontaktierte. Sie nahm sich bedeutend mehr Zeit für mich, und vor allem fühlte ich mich ernst genommen. Das war für mich als Patient immerhin schon ein großer Gewinn. Mit dem »Pro Immun M«-Test wurde anhand Immunglobulin G (IgG)-Antikörpern im Blut bestimmt, auf welche Nahrungsmittel mein Körper reagierte. Diese Nahrungsmittel sollten dann im Rahmen einer Auslassdiät für eine gewisse Zeit weggelassen werden. Anschließend wurden mehrere Darmspülungen durchgeführt (Colon-Hydron-Therapie), und als letzte Maßnahme bekam ich Darmbakterien verordnet. Das Konzept klang zwar recht überzeugend, nach Behandlungsende musste ich allerdings feststellen, dass die Therapie keinen Erfolg gebracht hatte. Es stellte sich keine Besserung ein.

Anschließend kontaktierte ich während meines einjährigen Aufenthalts in Indien mehrere Ayurveda-Ärzte sowie Homöopathen. Die Kosten waren in Indien zum Glück überschaubar, aber auch dort konnte mir nicht weitergeholfen werden. Überdies erlitt ich während meiner Zeit in Indien mehrere Magen-Darm-Infektionen. Das gab dem schon sehr angeschlagenen Verdauungssystem den Rest. Die Auswahl an Lebensmitteln, die ich noch ohne Probleme essen konnte, reduzierte sich auf etwa sechs bis acht. Das einzig »Positive« an dieser Situation: Der Leidensdruck war inzwischen so groß geworden, dass ich unbedingt etwas unternehmen musste, um wieder fit und gesund zu werden.

Zurück in Deutschland ging ich als Erstes zu einem Allgemeinmediziner. Zum Thema Nahrungsmittelunverträglichkeiten war er recht ratlos, bis auf den Hinweis, dass ich öfter Fenchel-Anis-Kümmel-Tee trinken sollte. Anschließend führte ich in einer Klinik einen H2-Atemtest auf Fruktose und Laktose (Frucht- und Milchzucker) durch. Das Ergebnis war bei beiden negativ – theoretisch hätte ich also Milchprodukte verzehren können. Praktisch wusste ich jedoch, dass ich diese schlecht vertrage. Selbst wenn durch diesen Test eine Laktoseintoleranz ausgeschlossen wurde, so brachte er mich keinen Schritt meiner wichtigsten Frage näher: Was muss ich tun, damit ich endlich wieder beschwerdefrei werde?

Die nächste Idee war: Eventuell könnte ich Parasiten im Darm haben, die für meine Unpässlichkeiten verantwortlich sind. Also ließ ich bei meinem Hausarzt eine Untersuchung auf Parasiten durchführen. Tatsächlich fand sich ein Einzeller namens Giardia lamblia, der standardmäßig mit Antibiotika behandelt wurde. Bei Folgeuntersuchungen war der Parasit nicht mehr nachweisbar, an meinen Nahrungsmittelunverträglichkeiten hatte sich aber leider nichts geändert. Aufgrund des Parasitenfunds vermutete ich allerdings auf der richtigen Spur zu sein und ließ mich in einem Reisemedizinischen Zentrum von einem Gastroenterologen untersuchen. Er meinte:

»Na hoffentlich haben Sie nicht so einen ...« – ich erwartete einen der gefährlichsten Killer-Parasiten – »... so einen Reizdarm.« Die Tests zeigten keine Unregelmäßigkeiten. Ich war also wieder einmal – auf dem Papier – kerngesund und konnte gehen.

Die nächste Station war wiederum ein Heilpraktiker. Er verfolgte bei fast allen seinen Patienten mit Nahrungsmittelunverträglichkeiten die Theorie, dass die Verdauung geschwächt sei und die Verdauungsorgane wieder schrittweise gestärkt werden müssen. Deshalb bekam ich Medikamente, um den Magen, die Galle und die Bauchspeicheldrüse zu unterstützen. Dieser Ansatz ging theoretisch in die richtige Richtung, letztendlich habe ich die Behandlung aber nach vier Monaten beendet. Sie blieb insgesamt erfolglos und hatte mich schon einiges gekostet. Der große Nachteil bei diesem Behandlungsansatz war, dass vorab keine richtige Diagnostik durchgeführt wurde, um zu sehen, wo wirklich das Problem liegt.

Das Wichtigste, was ich aus dieser Behandlung gelernt hatte: Ich brauche einen Therapeuten, der ganz individuell die Krankheitsursache sucht und nicht bei allen Patienten die gleiche Standardtherapie anwendet.

Meine Motivation war zwar inzwischen etwas gebremst, aber ich hatte ja keine Wahl. Meine nächste Station war das »Institut für Nahrungsmittelunverträglichkeiten« (Iffi – Institute for food intolerance) in Hamburg. Der Therapieansatz basiert auf der Umprogrammierung des Immunsystems, damit die unverträglichen Nahrungsmittel nicht mehr als »Feinde« angesehen werden. Bei mir wurden die Desensibilisierungen für Fruktose, Zucker, Milch und einiges mehr durchgeführt. Auch diese Therapie brachte leider keine Verbesserung.

Danach versuchte ich es bei einer Therapeutin der Traditionellen Chinesischen Medizin (TCM). Sie konnte mir ebenfalls nicht weiterhelfen. Ich empfand es als sehr fair, dass sie mir dies offen und ehrlich sagte, anstatt nur »irgendetwas« zu behandeln.

Solch einen Ärztemarathon, wie ich ihn durchlaufen habe, kennen viele, die von Nahrungsmittelunverträglichkeiten beziehungsweise

Reizdarm betroffen sind. Jedoch war, wie schon erwähnt, aufgeben keine Option. Nach mehr als vier Jahren vergeblicher Suche hatte ich endlich das Glück, an den richtigen Therapeuten zu geraten. Ich konfrontierte ihn mit derselben Beschreibung meiner Probleme wie bei allen vorangegangenen Ärzten.

Sein Vorschlag war, eine Stuhlanalyse durchzuführen, um erst einmal zu sehen, was genau im Darm nicht richtig funktionierte. Das verblüffende Ergebnis war, dass ich eine massive Entzündung der Darmschleimhaut hatte, diese durchlässig war und das Immunsystem im Darm eine sehr starke Reaktion zeigte. (Mehr über die Methode in *Kapitel 3.1 Das Wichtigste zuerst: Die Stuhldiagnostik*)

Durch eine sehr erfolgreiche Therapie ging die Entzündung komplett zurück (siehe *Kapitel 3.1.3 Leaky Gut Syndrom*) und auch das Darm-Immunsystem beruhigte sich wieder. Ich konnte dadurch wieder Lebensmittel essen, die ich zuvor nicht vertragen hatte. Aber ich merkte, dass noch mehr gemacht werden müsste.

Durch intensive Internetrecherche, die ich bereits über Jahre hinweg betrieben hatte, bin ich darauf gestoßen, dass bei vielen anderen Betroffenen Schwermetalle eine entscheidende Rolle spielten. Ich führte einen entsprechenden Test durch und es zeigte sich, dass ich sehr hohe Mengen an Schwermetallen im Körper hatte. Der Ausleitungsprozess dauerte einige Zeit, aber mit jeder Ausleitung merkte ich, wie auch meine Nahrungsmittelunverträglichkeiten zurückgingen.

Die Therapien beim Heilpraktiker waren in Summe so erfolgreich, dass ich **inzwischen wieder fast alles essen kann**. Es war kein Zufall, dass ich diese komplexen Problemlösungen ausgerechnet in Zusammenarbeit mit diesem Therapeuten fand. Wann immer wir an einem Punkt ankamen, an dem die erhoffte Lösung A nicht funktionierte, dachte er sich eine Lösung B aus. Falls diese nicht anschlug, ließ Lösung C nicht lange auf sich warten. Seine Bereitwilligkeit, von und mit dem Patienten zu lernen, war sehr groß, das hatte ich in dieser Form noch nicht erlebt.

Und genau diese Eigenschaften eines Therapeuten machen meiner Meinung nach den entscheidenden Unterschied aus, ob man geheilt wird oder nicht – sei es bei Nahrungsmittelunverträglichkeiten oder vielen anderen Krankheiten. Denn eine Standardtherapie, die bei jedem Patienten hilft, ist bei einer Erkrankung mit so vielen unterschiedlichen Ursachen einfach nicht möglich.

Mit dieser detaillierten Beschreibung meiner jahrelangen Suche nach der richtigen Lösung möchte ich vor allem zeigen, dass der Weg zur Heilung nicht unbedingt einfach ist und mit Stolpersteinen gepflastert sein kann. Eine Heilung der Nahrungsmittelunverträglichkeiten ist aber möglich, und es gibt viele gute Diagnose- und Therapiemöglichkeiten dafür.

Ich selbst habe versucht, die Lösung über die Schulmedizin, die Naturheilkunde, das Ayurveda sowie über die Traditionelle Chinesische Medizin zu finden. In meinem Fall hat die Naturheilkunde zur richtigen Lösung geführt. Vielleicht ist es bei einer anderen Krankheit ein anderes Medizinsystem, mit dem eine Heilung möglich ist.

Von größter Wichtigkeit ist, vollkommen ideologiefrei heranzugehen und ALLE Lösungsmöglichkeiten in Betracht zu ziehen, die zur Verfügung stehen. In einer so stark vernetzten Welt wie heute haben wir großartige Möglichkeiten, das Beste aus jeder medizinischen Richtung zu nutzen. Man muss nur offen sein dafür!

In Gesprächen mit anderen Betroffenen fiel mir auf, dass manche lieber ihr gesamtes Leben lang körperlich leiden würden, als sich vom Dogma zu lösen, dass es nur ein einziges richtiges Medizinsystem gibt. Und eigentlich wäre es doch sehr schade, wenn die innere geistige Haltung einer körperlichen Heilung im Weg steht und viele gute Therapiemöglichkeiten ungenutzt bleiben.

Ich habe sehr viel Zeit und Geld in Maßnahmen gesteckt, die leider überhaupt nichts gebracht haben. Dennoch war es den hohen Aufwand wert, da Gesundheit die wichtigste Voraussetzung für Zufriedenheit im Leben, für Leistungsfähigkeit und eine gute

Lebensqualität ist. Und obwohl man einander häufig zum Geburtstag oder anderen Anlässen Gesundheit und Wohlergehen wünscht, lernt man selbst die Gesundheit erst so richtig zu schätzen, wenn sie abhandengekommen ist.

1.2 Das geheimnisvolle Prinzip von Ursache und Wirkung

Auf den ersten Blick scheint das Prinzip von Ursache und Wirkung keine besondere Relevanz für das Thema Nahrungsmittelunverträglichkeiten zu haben. Doch bei näherer Betrachtung gibt es einen sehr engen Zusammenhang: Dieses Prinzip ist die wichtigste Grundlage und ohne dessen Anwendung ist eine Heilung von Nahrungsmittelunverträglichkeiten nicht möglich. Es besteht nämlich ein großer Unterschied, ob eine Therapie nur auf die Unterdrückung der Symptome abzielt oder ob sie die Ursache, also den eigentlichen Auslöser für die Probleme, komplett beseitigt.

Das Prinzip lässt sich am besten an einem Beispiel verdeutlichen. Angenommen die Person N leidet seit dem 16. Lebensjahr an Neurodermitis. Ein Arzt verschreibt deshalb eine Salbe gegen den Juckreiz. Person N muss sich jeden Abend eincremen und hat über Jahre hinweg schon viel Geld für die Salbe ausgegeben. Wenn N die Salbe jedoch weglässt, kommt die Neurodermitis sofort wieder!

Person N weiß, dass sie sich ein Leben lang damit eincremen muss und die Salbe noch viel Geld verschlingen wird. Doch das will sie so nicht hinnehmen. Sie geht also zu einem anderen Arzt, der schließlich die Ursache für die Neurodermitis findet. Der Arzt behandelt diese Ursache, daraufhin verschwindet als logische Folge die Neurodermitis ganz von selbst und der Patient benötigt auch die Creme nicht mehr.

Bei den Nahrungsmittelunverträglichkeiten verhält es sich ganz genauso wie im eben erwähnten Beispiel. Um Heilung zu ermöglichen, gilt es zuallererst herauszufinden, was die eigentliche Ursache der Probleme ist!

Die Symptome sind meist recht eindeutig vom Patienten selbst zu erkennen: Blähungen, Durchfall, Verstopfung, Müdigkeit nach dem Essen und so weiter. Wird nur ein Medikament zur Unterdrückung der Symptome eingenommen, dann kommen die Probleme wieder, sobald das Mittel nicht mehr angewendet wird. Nur wenn direkt an der Ursache angesetzt wird, können die Symptome dauerhaft verschwinden. Wird die Ursache hingegen über längere Zeit ignoriert, dann kommen häufig sogar weitere Probleme hinzu.

Die wichtigste Frage, um festzustellen, ob man tatsächlich die Ursache behandelt oder nur die Symptome unterdrückt, lautet also:

> »Kommen die Beschwerden zurück, sobald das Medikament abgesetzt wird?«

Anders verhält es sich beispielsweise, wenn sich ein Fußgänger bei einem Verkehrsunfall ein Bein bricht. Die Ursache ist, dass das Auto den Fußgänger anfährt. Das Symptom ist das gebrochene Bein. Da die Ursache in diesem Fall nur ein kurzer (wenn auch dramatischer) Moment war, steht hier nicht mehr die Suche nach der Ursache, sondern lediglich die Heilung der Symptome (also des verletzten Beins) im Vordergrund.

Wenn die Ursache jedoch weiterhin merklich vorhanden ist, und dies ist bei Nahrungsmittelunverträglichkeiten und Reizdarm häufig der Fall, dann werden auch die Symptome nicht verschwinden, bis diese Ursache im Körper beseitigt wurde. Diese Zusammenhänge sind logisch und gut nachvollziehbar. Aber schauen Sie einmal im Alltag, welcher Arzt sich bei der Behandlung von Nahrungsmittelunverträglichkeiten wirklich an dieses Prinzip hält, um einen dauerhaften Heilungserfolg zu erzielen.

Auch wenn sich das Prinzip von Ursache und Wirkung fürs Erste recht theoretisch anhört: Wenn man es verstanden hat und anwendet, kann man unheimlich viel Zeit, Energie und auch Geld sparen, was man sonst in die falsche Therapie investiert hätte. Meine

Empfehlung: Jede Therapie sollte vor Beginn anhand dieses Prinzips hinterfragt werden.

1.3 Das Verdauungssystem

Wie eben erwähnt, müssen wir uns also vorrangig auf die Suche nach den Ursachen der Nahrungsmittelunverträglichkeiten begeben. Die Nahrungsmittel passieren immer unseren kompletten Verdauungstrakt und werden dort in die einzelnen Bestandteile aufgeschlossen. Deshalb ist es naheliegend, dass bei Patienten mit Reizdarm und Nahrungsmittelunverträglichkeiten eines der Verdauungsorgane Probleme macht und deshalb eingehend analysiert werden sollte.

In manchen Fällen kann die Ursache für die Beschwerden jedoch auch in einer **systemischen Erkrankung oder Vergiftung** liegen. Dadurch können wichtige gesamtheitliche Prozesse im Körper (wie zum Beispiel der Stoffwechsel) stark behindert werden.

Das Verdauungssystem ist wie eine Kette aufgebaut, bei der die einzelnen Prozesse eng verzahnt und voneinander abhängig sind. Das Entscheidende bei diesem Ablauf ist, dass die Verdauungsorgane am Ende der Kette davon abhängig sind, wie gut die davorliegenden Organe ihre Arbeit verrichtet haben. Falls die oberen Verdauungsorgane mangelhaft arbeiten, muss dies der Darm als letztes Kettenglied ausbaden.

Wenn jemand beispielsweise das Mittagessen hastig hinunterschlingt, weil im Anschluss dringende Termine anstehen oder schnell essen schon zur Gewohnheit geworden ist, dann ist die Nahrungsaufnahme innerhalb kürzester Zeit beendet. Für den Körper beginnt damit allerdings Schwerarbeit. Denn durch das hastige Hinunterschlingen wird die Nahrung einerseits nur unzureichend mechanisch zerkaut, sie kommt also in viel zu großen Stücken im Magen an. Andererseits wird der Nahrungsbrei viel zu wenig eingespeichelt. Im Speichel befinden sich aber wichtige Enzyme, die schon im

Mund dabei helfen, bestimmte Nahrungsbestandteile (insbesondere Stärke) aufzuspalten. Somit müssen die Verdauungsorgane des Schnell-Essers viel mehr Arbeit verrichten als bei jemandem, der in Ruhe isst und gut kaut. Wenn auch noch die Bauchspeicheldrüse schlecht funktioniert und dadurch zu wenig Verdauungsenzyme zur Verfügung stehen, dann ist der Darm vollends überfordert.

Bedauerlicherweise kann der Darm die wenig vorverdaute Nahrung nicht einfach ignorieren. Seine Aufgabe ist es, sie in allerkleinste Bestandteile aufzuschließen, damit diese in die Blutbahn resorbiert werden können. Wenn alle Verdauungsorgane gut funktionieren (inklusive ausreichendem Kauen), dann fällt dem Darm also das Zerlegen bedeutend leichter. Wenn hastiges Essen eine Ausnahme ist, dann kann der Körper das auch mal verkraften. Wird dies allerdings zur Normalität, dann sind die vielfältigsten Symptome inklusive einer langfristen Verschlechterung der Darmflora vorprogrammiert.

Im Folgenden stelle ich die Aufgaben und Funktionsweisen der einzelnen Verdauungsorgane überblicksmäßig dar:

- **Mund:** Die Nahrung wird durch das Kauen mechanisch zerkleinert und es wird Speichel zugesetzt, der die Stärke (Kohlenhydrate) mithilfe des Enzyms Amylase zersetzt.
- **Magen:** Der Nahrungsbrei wird hier von Muskeln durchgeknetet. Weiterhin werden die Proteine mithilfe von Salzsäure und des Enzyms Pepsin aufgespalten. Erst wenn die Nahrung genug verarbeitet wurde, öffnet sich ein Schließmuskel am Ende des Magens.
- **Gallenblase und Bauchspeicheldrüse:** In der Leber wird Gallensaft gebildet, der in der Gallenblase gespeichert wird. Er dient zur Verdauung von Fetten und wird bei Bedarf in den Zwölffingerdarm abgegeben. Ebenfalls mit dem Zwölffingerdarm ist die Bauchspeicheldrüse verbunden. Sie produziert Enzyme zur Verdauung von Fett, Kohlenhydraten und Eiweiß.
- **Dünndarm:** Hier findet der wichtige Übergang der Nahrungsbestandteile ins Blut statt (Resorption). Die Nahrung wird weiterverdaut und in ihre kleinsten Bestandteile zerlegt. Stärke und

Eiweiß werden über die Dünndarmwand in das Blut resorbiert, Fettbestandteile über die Lymphgefäße aufgenommen.
- **Dickdarm:** Dem Nahrungsbrei wird das Wasser entzogen und er wird eingedickt.
- **Enddarm/Mastdarm:** Hier sammeln sich die unverdaulichen Nahrungsreste und werden anschließend ausgeschieden.

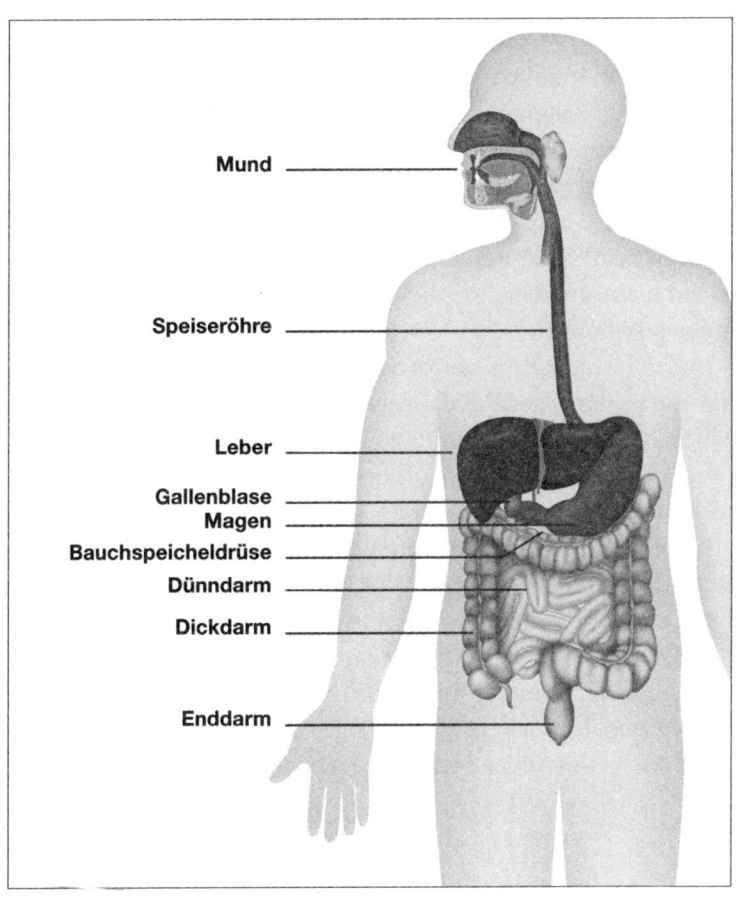

Abb. 1: Die Verdauungsorgane

1.4 Endlich die Diagnose: Reizdarmsyndrom

Bei einem großen Teil der Patienten, die an Nahrungsmittelunverträglichkeiten und Verdauungsbeschwerden leiden, wird die Diagnose »Reizdarm« gestellt. Unter dem Begriff Reizdarm werden häufig verschiedene Krankheitszeichen des Magen-Darm-Trakts zusammengefasst, die mit Nahrungsmitteln in Verbindung stehen und bei denen keine organische Veränderung festgestellt werden kann.

Zu diesen Krankheitszeichen gehören zum Beispiel Durchfall, Verstopfung, Blähungen, Bauchschmerzen oder weitere Symptome, die von bestimmten Nahrungsmitteln ausgelöst werden. Das Reizdarmsyndrom ist also eine übergeordnete Kategorie für verschiedene Magen-Darm-Probleme. Viele Patienten, die über ihre Erfahrungen mit dem Reizdarmsyndrom in Internetforen berichten, haben meist unzählige Arztbesuche hinter sich, bis die finale Diagnose gestellt wird.*

In der Schulmedizin gibt es bisher keine Therapiemöglichkeiten, die zur Heilung des Reizdarmsyndroms führen. Es gibt lediglich Möglichkeiten, die Symptome zu verringern oder zu unterdrücken. Diese Symptome kommen aber wieder, wenn das Medikament nicht mehr eingenommen wird.

Gegen Blähungen wird zum Beispiel häufig ein Entschäumer (Simeticon) eingesetzt, der die Luftbläschen im Darm auflöst. Der Patient ist erst einmal von seinen Beschwerden befreit. Wenn die Blähungen aber durch Gärungsprozesse im Darm ausgelöst werden, dann wirkt der Entschäumer nur gegen die entstehenden Blähungen, aber nicht langfristig gegen die Gärungsprozesse. Wird der Entschäumer irgendwann abgesetzt, kommen die Blähungen

---

*Ein sehr empfehlenswertes Internet-Forum bei Nahrungsmittelunverträglichkeiten ist *www.libase.de*. Dort tauschen sich Betroffene aus und man findet viele interessante Informationen über Medikamente, Testverfahren, Behandlungsmöglichkeiten u. v. m.

zurück, da die Gärungsprozesse natürlich weiterhin vorhanden sind.

Diese Zusammenhänge mögen sich recht einfach und logisch anhören. Umso mehr ist es ein Rätsel, wieso dieser Unterschied von **Symptom-Unterdrückung** und der viel wichtigeren **Ursachenbekämpfung** im Behandlungsalltag so wenig Beachtung findet oder gar vollkommen ignoriert wird. In der Schulmedizin wird beim Thema Reizdarm auch deshalb sehr zurückhaltend agiert, weil es bisher kaum Studien gibt, die die Ursachen beleuchten und geeignete Therapiemöglichkeiten aufzeigen. Die Begründung, dass zu wenig über das Thema bekannt ist, hilft den Betroffenen nicht weiter. Insbesondere, wenn man als Patient jeden Tag aufs Neue mit seinen Beschwerden und Symptomen zu kämpfen hat.

In den folgenden Kapiteln werde ich zwischen Reizdarm und Nahrungsmittelunverträglichkeiten nicht mehr explizit unterscheiden, denn beide gehen oft miteinander einher und haben auch sehr ähnliche Ursachen. Die genannten Diagnosemöglichkeiten und Therapieansätze gelten sowohl bei Nahrungsmittelunverträglichkeiten als auch für Reizdarmpatienten.

Die Diagnose »Reizdarm« sagt in ihrer wörtlichen Bedeutung zuerst einmal aus, dass der Darm gereizt ist. Die anschließende Frage, warum der Darm gereizt ist, führt zum Kern des Problems. Die Antwort kann bei jedem Betroffenen unterschiedlich ausfallen. Wie bereits im vorigen Kapitel beschrieben, ist der Darm das letzte und damit auch das anfälligste Glied der Verdauungskette. Er muss unter Umständen für die Schwächen büßen, die in der Kette vor ihm nicht entsprechend funktionierten.

Deshalb ist eine ganzheitliche Betrachtungsweise der Verdauungsorgane sowie der Prozesse im Körper unabdingbar, um diese Frage zu beantworten: »Warum ist mein Darm gereizt?«

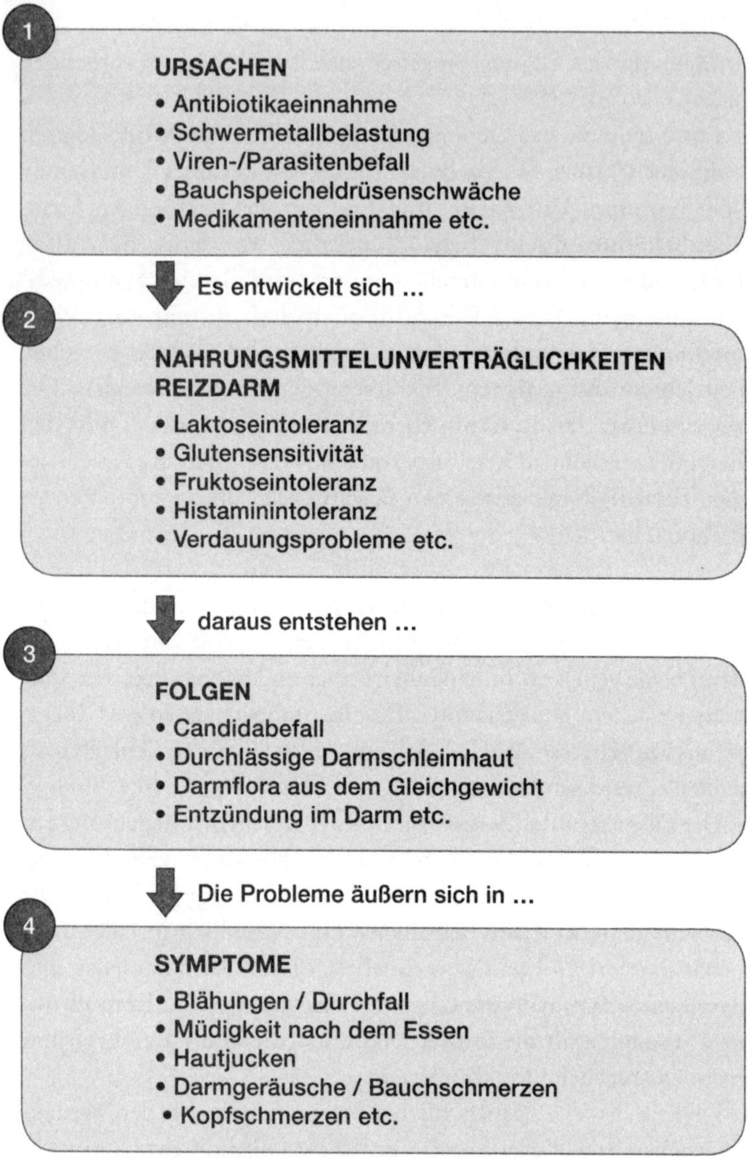

① URSACHEN
- Antibiotikaeinnahme
- Schwermetallbelastung
- Viren-/Parasitenbefall
- Bauchspeicheldrüsenschwäche
- Medikamenteneinnahme etc.

⬇ Es entwickelt sich …

② NAHRUNGSMITTELUNVERTRÄGLICHKEITEN REIZDARM
- Laktoseintoleranz
- Glutensensitivität
- Fruktoseintoleranz
- Histaminintoleranz
- Verdauungsprobleme etc.

⬇ daraus entstehen …

③ FOLGEN
- Candidabefall
- Durchlässige Darmschleimhaut
- Darmflora aus dem Gleichgewicht
- Entzündung im Darm etc.

⬇ Die Probleme äußern sich in …

④ SYMPTOME
- Blähungen / Durchfall
- Müdigkeit nach dem Essen
- Hautjucken
- Darmgeräusche / Bauchschmerzen
- Kopfschmerzen etc.

Abb. 2: Zusammenhang zwischen Ursachen und Symptomen bei Reizdarm und Nahrungsmittelunverträglichkeiten

In Abbildung 2 ist die Kette von den eigentlichen Ursachen (1) über die Folgeerkrankungen (2) und den daraus entstehenden Nahrungsmittelunverträglichkeiten (3) bis hin zu den Symptomen (4) dargestellt. Dabei hängen die einzelnen Glieder immer von ihrem Vorgänger ab.

Bei Nahrungsmittelunverträglichkeiten sind meist nur die körperlichen Symptome spürbar (*Abbildung 2 – Symptome*). Da dies der einzig »sicht- oder hörbare« Teil der Kette ist, wird oft nur darauf das Augenmerk gelegt – mit Entschäumern gegen Blähungen, einem Antihistaminikum gegen Hautjucken oder Peristaltikhemmern gegen Durchfall. Doch so sehr man sich auch um die Bekämpfung der Symptome bemühen mag, sie werden nicht verschwinden, solange die dahinterliegenden Ursachen weiterhin vorhanden sind.

Ähnlich verhält es sich mit den unverträglichen Nahrungsmitteln (*Abbildung 2 – Reizdarm*). Solange diese gemieden werden, bleibt man meist symptomfrei. Jedoch schafft auch diese Maßnahme nicht die eigentliche Ursache aus der Welt. Da die Ursache bestehen bleibt, stellen sich bei vielen Betroffenen im Lauf der Zeit oft noch mehr Unverträglichkeiten ein oder es kommen weitere Symptome hinzu.

Bis die Ursache der Beschwerden nicht aus dem Körper verbannt ist, wird sich an den Unverträglichkeiten und unangenehmen Symptomen nichts ändern. Oder anders gesagt: Verschwindet die Ursache, dann verschwinden wie bei einem Dominoeffekt auch die Unverträglichkeiten und Symptome.

In manchen Fällen ist die Ursache für die Beschwerden nur einmalig (zum Beispiel bei einer Antibiotikaeinnahme). Dann müssen nur noch die Folgen (wie beispielsweise eine Darmflorastörung) behoben werden.

Mögliche Ursachen für einen Reizdarm beziehungsweise für Nahrungsmittelunverträglichkeiten können sein:
- Schwermetallbelastung (*Kapitel 3.2 Heavy Metal für den Darm: Schwermetalle*)
- Antibiotika

- Infektionen (*Kapitel 3.4 Bakterielle Erreger, Viren und Parasiten*)
- Schwäche der oberen Verdauungsorgane (Magen, Galle, Bauchspeicheldrüse, *Kapitel 3.3 Die Verdauungskraft stärken*)
- (Langfristige) Medikamenteneinnahme
- Hormonelle Umstellungen
- Allergien (auch pseudoallergische Reaktionen)
- Starke emotionale Belastungen/Stress
- Enzymdefekte
- Genetische Veranlagung

Ein wichtiger Aspekt beim Thema Reizdarm ist die Psyche. Der Darm ist von Milliarden Nervenzellen durchzogen und diese stehen in einer engen Verbindung mit dem Gehirn. Der Darm wird aufgrund dieser vielen Nervenzellen auch als »zweites Gehirn« bezeichnet. Deshalb sollte bei einer Reizdarmtherapie immer auch die psychische Situation des Patienten betrachtet werden.

Nicht selten wird dem Betroffenen aus Mangel an Therapiemöglichkeiten gesagt, dass seine Reizdarm-Erkrankung psychosomatisch sei – oder noch schlimmer: der Patient bilde sich die Probleme nur ein.

Der Arzt kann in der kurzen Zeit der Anamnese natürlich schwer einschätzen, wie sehr sich ein Patient psychischen Stress zu Herzen nimmt und wie sich dieser Stress auf den Darm auswirkt. Und leider kann dieser Zusammenhang auch nicht objektiv anhand eines Messwerts bestimmt werden. Daher ist es wichtig, sich selbst so realistisch wie möglich zu sehen und herauszufinden, ob und wie sehr die eigene psychische Situation für die Verdauungsprobleme verantwortlich sein könnte.

Dabei kann es hilfreich sein, die eigene Verdauung in verschiedenen Lebenssituationen zu beobachten. Treten im Urlaub oder in entspannten Phasen weniger Probleme auf? Wie wirkt sich starker Stress auf die vorhandenen Probleme aus? Natürlich kann mit dieser Analyse nicht sofort eine klare, eindeutige Antwort gefunden werden. Aber es gilt auszuloten, wie stark die Psyche in das Behandlungskonzept eingebunden werden sollte. Wenn jemand beispielsweise unter Dauerstress steht und dieser Stress auch eine große Belastung für den Darm bedeutet, dann wird selbst die beste Behandlung auf körperlicher Ebene langfristig zu keinen spürbaren Verbesserungen führen.

Entscheidend ist auch, gesundheitliche Beschwerden nicht einfach als psychosomatisch abstempeln zu lassen, wenn man merkt, dass doch eigentlich körperliche Ursachen dafür verantwortlich sind. Und es gibt genügend körperliche Ursachen, die für eine Reizdarm-Erkrankung infrage kommen.

1.5 Wie finde ich den richtigen Therapeuten?

Einer der wichtigsten Faktoren auf dem Weg zur Heilung ist die Wahl des richtigen Therapeuten bzw. der richtigen Therapeutin. Diese legen fest, was getestet wird, welche Therapieschritte eingeleitet werden, sie verordnen Medikamente und stehen Ihnen als kompetente Ansprechpartner sowie Vertrauenspersonen zur Seite. Die Auswahl des Therapeuten sollte nicht rein zufällig erfolgen, und treffen Sie auch keine voreiligen Entscheidungen.

Bei der Wahl des Therapeuten sollte nicht vorrangig darauf geachtet werden, ob der Behandelnde nah am eigenen Wohnort praktiziert oder ob die Behandlung kostenlos ist. Entscheidend ist, ob der Behandelnde wirklich weiterhelfen kann und in der Therapie von Nahrungsmittelunverträglichkeiten versiert ist. Es wäre eine enorme Zeit- und Kraftverschwendung, über Jahre Therapien in Anspruch zu nehmen, die zwar kostenfrei sind, aber keine spürbaren Verbesserungen bringen.

Nehmen Sie also gegebenenfalls ruhig einen längeren Anfahrtsweg in Kauf, um zu einem guten Therapeuten zu gelangen, anstatt zum nächstbesten Arzt um die Ecke zu gehen. Dieser Mehraufwand macht sich meist mehr als bezahlt, und er ist auf die Zeit der Behandlung begrenzt.

Auch ist es nicht entscheidend, ob und welchen akademischen Titel ein Therapeut hat. Genauso wenig ist es wichtig, ob er sich gelehrt oder wissenschaftlich ausdrücken kann oder ob er die Symptome angenehm und freundlich verwaltet. Einzig entscheidend ist, was er zu Ihrer Heilung beitragen kann.

Schlimmstenfalls kann es sein, dass ein Therapeut den Patienten bei der weiteren Entwicklung und der Suche nach Alternativen ausbremst. Dies geschieht beispielsweise mit Aussagen wie: »Gegen Ihren Reizdarm kann MAN nichts machen«, anstatt fairerweise zu sagen: »Gegen Ihren Reizdarm kann ICH nichts machen«. Die erstgenannte Aussage legt nahe, dass der Reizdarm ein unabänderlicher Zustand ist. Dass dem nicht so ist, zeigen viele Patienten, die ihre Probleme erfolgreich behandeln konnten.

Ein weiteres Beispiel für vergeudete Ressourcen ist, jahrelang mit einem Therapeuten zusammenzuarbeiten, der immer nur »irgendetwas« macht, aber nicht das Richtige. Dann ist es höchste Zeit, andere Wege einzuschlagen. Ansonsten verschwendet man nur Zeit und Geld, ohne dem Ziel – nämlich der Heilung – näherzukommen.

Um einen geeigneten Therapeuten zu finden, gibt es mehrere Möglichkeiten. Eine einfache und naheliegende Option ist es, zuerst einmal im Bekanntenkreis nach einem passenden Therapeuten zu fragen. Eine weitere, sehr effiziente Variante sehe ich in der Nutzung eines **Bewertungsportals für Ärzte und Therapeuten** im Internet. Die größte und bekannteste Plattform ist *www.jameda.de*.

Natürlich stellen die Bewertungen längst nicht sicher, dass ein Therapeut der Richtige ist oder die Behandlung im eigenen Fall zielführend sein könnte. Aber sie bieten zumindest einen Anhaltspunkt und können die Suche verkürzen.

Auch wenn die Bewertungsportale in der Kritik stehen, nur eigene wirtschaftliche Interessen zu verfolgen – ohne diese Portale stehen dem Patienten kaum mehr als der Name, Titel und die Adresse des jeweiligen Arztes oder Therapeuten zur Verfügung. Und diese Kriterien lassen wohl kaum Rückschlüsse auf die Qualität der Behandlung zu. Auf den Bewertungsportalen kann in den Rezensionen nachgelesen werden, welche Erfahrungen andere Betroffene gemacht haben.

Haben Sie schließlich einen Therapeuten oder eine Therapeutin ausgewählt, dann sollten Sie sich nicht scheuen, vorab nachzufragen, welche Behandlungsmethoden generell bei Nahrungsmittelunverträglichkeiten zum Einsatz kommen. Damit erhalten Sie einen ersten Einblick in die Herangehensweise des Therapeuten. Häufig ist das Leistungsspektrum auf den Internetseiten der Therapeuten aber bereits eingehend angeführt. Auch das erleichtert die Auswahl. Die Art der Behandlung und Laborleistungen sollte unbedingt vorab besprochen werden, um Überraschungen oder Enttäuschungen zu vermeiden.

Unabhängig davon, welcher Arzt oder Therapeut die Behandlung durchführt: Man sollte sich immer **alle eigenen Befunde aushändigen lassen** (zumindest als Kopie). Damit können die diagnostizierten Werte zu Hause noch einmal in Ruhe angeschaut und nachrecherchiert werden. Und am wichtigsten: Die Befunde können bei einem künftigen Therapeuten direkt vorgelegt werden. Auch wenn sich manche Praxen mit der Herausgabe von Befunden schwertun: Es ist das gute Recht des Patienten, und ein vertrauenswürdiger Therapeut sollte kein Problem damit haben. Verweigert ein Therapeut dagegen die Herausgabe der Unterlagen, lassen Sie nicht locker, fordern Sie Ihr Recht mit Nachdruck ein. Gleichzeitig stellt sich dabei die Frage, ob eine weitere Zusammenarbeit mit diesem Therapeuten sinnvoll ist.

Die Behandlung von Nahrungsmittelunverträglichkeiten bei einem **Heilpraktiker** ist inzwischen keine Seltenheit mehr. Obwohl der Begriff »Heilpraktiker« eine offizielle Bezeichnung ist, unterscheide ich persönlich noch einmal zwischen denjenigen, die mehr feinstofflich arbeiten (Homöopathen), und solchen, die überwiegend im grobstofflichen Bereich tätig sind (Naturheilkunde). Feinstofflich heißt dabei, dass häufig Medikamente genutzt werden, die auf der nicht-materiellen beziehungsweise der energetischen Ebene wirken.

Der grobstoffliche Bereich umfasst alles, was materiell greifbar ist und gemessen werden kann. Weder die eine noch die andere Richtung ist besser oder schlechter als die andere. Man sollte sich nur dieser Unterschiede bewusst sein und für sich selbst die beste Methode finden.

Wie am Anfang erwähnt, habe ich persönlich sehr gute Erfahrungen mit der Naturheilkunde bei der Behandlung von Nahrungsmittelunverträglichkeiten gemacht. Mir ist bewusst, dass es viele Vorbehalte gegen diese Behandlungsmethoden und die Naturheilkunde generell gibt, teilweise auch zurecht. Letztendlich sollte aber jene Lösungsmöglichkeit verfolgt werden, welche die größten Erfolgschancen für eine dauerhafte Heilung verspricht. Und dabei ist es dann eigentlich egal, aus welcher medizinischen Richtung diese Lösung stammt.

In Gesprächen mit anderen Betroffenen, die bisher keine Hilfe gefunden hatten, habe ich oft gemerkt, dass die Einteilung der medizinischen Systeme in »richtig« und »falsch« über allem anderen steht, insbesondere über jeglicher Vernunft. Mit dieser »**medizinischen Ideologie**« meine ich, dass für viele scheinbar nur eine medizinische Richtung die einzig wahre zu sein scheint.

Wenn für einen Patienten dieser Standpunkt wichtiger ist, als Wege zur Heilung zu finden, dann mag sich das innerlich vielleicht sehr gut anfühlen. Man steht sich damit aber nur selbst im Weg und erträgt weiterhin seine Schmerzen und Beschwerden, quasi auch als Symbol der eigenen geistigen Engstirnigkeit.

Häufig wird im Hinblick auf die Wirksamkeit eines Medikaments argumentiert, dass es dazu erst genügend **evidenzbasierte Studien** geben müsse, bevor es als wirksam eingeordnet werden könne. Medizinische Studien haben viele Vorteile, besonders weil bei der Beurteilung der Wirksamkeit versucht wird, so viele störende Einflussfaktoren wie möglich auszuschließen, zum Beispiel durch doppelblinde und randomisierte Studiendesigns. Die evidenzbasierte Medizin birgt aber auch Nachteile. Einerseits sind die Kosten enorm hoch, um eine belastbare und repräsentative Studie zu finanzieren. Vor allem weil eine gewisse Mindestanzahl an Probanden teilnehmen sollte. Die finanziellen Mittel dazu stehen kleineren Arzneimittelherstellern aber meist nicht zur Verfügung und sie können deshalb keine umfassenden Studien zu einem Medikament durchführen.

Ein maßgeblicher Aspekt ist zudem, von wem eine Studie finanziert wird. Ich erinnere mich noch gut an einen Zeitungsartikel, der eine Studie zitierte, die nachwies, dass man durch Schokolade schöne Haut bekommt. Die Forscher fanden die unterschiedlichsten positiven Zusammenhänge heraus und es wurde alles wissenschaftlich korrekt untermauert. Ich war schon dabei, die Zusammenhänge als erwiesen anzusehen, bis ich ganz am Ende des Artikels las, dass diese Studie von einem großen, weltweit agierenden Schokoladenhersteller finanziert wurde. Ein Sponsor bezahlt natürlich keine Unmengen Geld, damit in einer Studie bewiesen wird, dass sein Produkt unwirksam ist ... Deshalb stand in der Studie des Schokoladenherstellers schon vom ersten Augenblick an das Ergebnis über die tollen Effekte der Schokolade fest. Die Forscher mussten nur noch dafür sorgen, dass es als wissenschaftlich hieb- und stichfest galt. Und hätten sie keinen positiven Bezug gefunden, wäre die Studie sehr wahrscheinlich nicht veröffentlicht worden.

Ich selbst habe mehrere Jahre an verschiedenen medizinischen Studien mitgearbeitet und kann daher die Vor- und Nachteile der evidenzbasierten Medizin recht gut einschätzen. Medizinische Studien können ein sehr gutes Instrument darstellen, aber nur, wenn sie unabhängig durchgeführt werden und auch von Anfang an ergebnisoffen sind. Die Nutzung von Studienerkenntnissen ist schön und gut, aber es ist keineswegs ein schlechterer Weg, sich auch einmal auf jahrhundertealtes Wissen zu verlassen. Denn nur, weil wir seit einiger Zeit Studien durchführen, um die Wirksamkeit von Medikamenten und Therapien zu überprüfen, sollten wir nicht die umfangreichen Erfahrungen vieler Generationen einfach über Bord werfen oder diese als unnütz abtun.

Persönlich stehe ich neben der Naturheilkunde auch der Schulmedizin hochachtungsvoll gegenüber. Es ist unglaublich faszinierend, was durch sie alles möglich geworden ist. Uns steht heutzutage die beste medizinische Versorgung zur Verfügung, die es jemals in der Menschheitsgeschichte gegeben hat. Es können Operationen am offenen Herzen oder auch millimetergenaue Laserbehandlungen am Auge durchgeführt werden. Umso überraschender ist es, dass sich die Medizin bei Nahrungsmittelunverträglichkeiten und Reizdarm so enorm schwertut.

Ich habe festgestellt, dass die Schulmedizin ihre Stärken vor allem in der Notfallbehandlung hat. Bei chronischen beziehungsweise systemischen Krankheiten greife ich persönlich lieber auf die Naturheilkunde zurück. Die Entscheidung, welche gesundheitlichen Probleme man welchem Therapeuten anvertraut, muss jeder für sich selbst treffen, dafür gibt es kein Patentrezept. Letztendlich gilt immer nur der elementare Grundsatz:

»Wer heilt, hat recht.«

1.6 Hier gibt's was zurück: Erstattungsmöglichkeiten

Nach der Entscheidung für den richtigen Therapeuten stellt sich eine weitere wichtige Frage: Wer trägt die Kosten? Die Kosten für Behandlungen in der Schulmedizin übernehmen in der Regel die gesetzlichen Krankenkassen. Wenn man sich jedoch für einen Heilpraktiker oder TCM-Therapeuten entscheidet, übernimmt die gesetzliche Krankenversicherung die Kosten in der Regel nicht. Es gibt eine Vielzahl an Möglichkeiten, um die eigenen Ausgaben so gering wie möglich zu halten.

Fragen Sie einfach bei Ihrer Krankenkasse nach, ob bestimmte Behandlungen übernommen werden, auch wenn diese nicht im Leistungskatalog stehen. Allerdings beruht eine Zusage fast immer auf Kulanzbasis der Krankenkasse. Aus meiner eigenen Erfahrung weiß ich, dass eine Kostenübernahme (zumindest eines Teilbetrags) möglich ist, sofern die Behandlung gut begründet wird. Im Begründungsschreiben sollten vor allem die medizinische Notwendigkeit der Maßnahme erläutert und Befunde beigelegt werden. Da jede Kostenübernahme, die nicht im Leistungskatalog aufgeführt ist, eine Einzelfallentscheidung darstellt, sollte in dem Schreiben auch der Begriff »Einzelfallentscheidung« verwendet werden. Bei Privatversicherten besteht häufiger die Möglichkeit (abhängig vom gewählten Tarif), dass die Versicherung die Heilpraktikerkosten übernimmt.

Auch der **Wechsel zu einer günstigeren Krankenkasse** kann sich langfristig auszahlen. Persönlich hatte ich lange mit einem Wechsel der gesetzlichen Krankenkasse geliebäugelt, aber gezögert, wahrscheinlich aus Gewohnheit oder Angst, mich schlechterzustellen. Da jedoch bei allen gesetzlichen Kassen 90 bis 95 Prozent der Leistungen gesetzlich vorgeschrieben sind (Pflichtleistungen), habe ich mich dann doch für die Kasse mit dem geringsten Beitrag entschieden. Den eingesparten Betrag konnte ich jeden Monat direkt für meine Therapiekosten verwenden.

Generell ist es bei der Therapie einer Krankheit so: **Je länger eine Krankheit besteht, desto länger dauert normalerweise die Heilung.** Wer bereits über Monate oder sogar Jahre mit den verschiedensten Symptomen zu kämpfen hat, wird sehr wahrscheinlich nicht innerhalb einer Woche geheilt werden. Aus eigener Erfahrung weiß ich, dass ein Heilungsprozess manchmal länger dauert als erwartet. Insbesondere bei einer längeren Therapiedauer kann sich deshalb der Abschluss einer Zusatzversicherung als sehr sinnvoll erweisen.

Häufig ist es so, dass Geld ein entscheidender Punkt ist, ob eine Therapie überhaupt begonnen wird beziehungsweise ob die vielen zur Verfügung stehenden Möglichkeiten genutzt werden können. Deshalb ist die Analyse der Therapiekosten so wichtig. Ich bin der festen Überzeugung, dass bei der Gesundheit nicht gespart werden sollte, **da Gesundheitsausgaben vielmehr eine Investition als eine Ausgabe sind.** Eine Investition ist eine Art von Ausgabe, die in der Zukunft einen großen Vorteil beziehungsweise Nutzen bringen soll. Es wird dabei also das Kosten-Nutzen-Verhältnis ins Auge gefasst. Oder anders gesagt: »Wie viel bin ich bereit zu zahlen, damit ich von meinem Leiden befreit werde?« Diese Frage kann jeder nur für sich selbst beantworten, sie hängt oft auch von der aktuellen Lebenssituation ab.

In Deutschland sind wir, im Vergleich zu vielen anderen Ländern, durch das System der gesetzlichen Krankenkassen sehr verwöhnt. Die Kosten für die gesetzliche Krankenversicherung werden vom Einkommen automatisch abgezogen, ohne dass sie eine »gefühlte« Ausgabe darstellen. Beim Arztbesuch oder im Krankenhaus werden dann über die Chipkarte die Kosten für fast alle Behandlungen und viele Medikamente automatisch abgerechnet, ohne dass das eigene Konto belastet wird und ohne dass es eine Obergrenze bei der Anzahl der Arztbesuche gibt. Das ist ein tolles System.

Es birgt aber den großen Nachteil, dass plötzlich anfallende Gesundheitskosten, die selbst bezahlt werden müssen, als schmerzhaft und teuer wahrgenommen werden. Wenn die »kostenlosen« Möglichkeiten nicht weitergeholfen haben, dann stellt sich ab diesem Punkt für viele Durchschnittsbürger die Frage: Ist man bereit, für seine Gesundheit Geld zu investieren, und muss während dieser Zeit eventuell auf etwas anderes verzichtet werden? Auf rationaler Ebene gesehen handelt es sich um ein **Abwägen von Prioritäten.** Wie das zur Verfügung stehende Geld eingesetzt wird, ist das Resultat eigener Entscheidungen. Und die Entscheidung für etwas ist meist automatisch die Entscheidung gegen etwas anderes, insbesondere dann, wenn nur eine begrenzte Menge Geld zur Verfügung steht. Ich kenne viele Leute, die behaupten, kein Geld für medizinische Behandlungen zu haben, gleichzeitig aber oft shoppen oder mehrmals wöchentlich ins Restaurant gehen … Daher sollte man sich immer die Frage stellen: Was ist mir meine Gesundheit buchstäblich wert?

1.6.1 Geheimtipp 1: Zusatzversicherungen

Die Kosten einer Therapie gehören in jedem Fall gut überlegt. Wenn die Behandlung bei einem Heilpraktiker durchgeführt werden soll, kann eine Heilpraktiker-Zusatzversicherung recht hilfreich sein.

Im Internet gibt es inzwischen verschiedene Vergleichsportale für diese Art der Zusatzversicherungen, und die Nachfrage ist groß. Die einzelnen Versicherungsgesellschaften bieten eine große Auswahl an Tarifen an. Bei den meisten werden Heilpraktikerkosten im Bereich von 500 bis 1500 Euro pro Jahr übernommen. Dabei ist jedoch zu beachten, dass vom Versicherten häufig ein Anteil von etwa zehn bis zwanzig Prozent selbst getragen werden muss. Dies ist eine sinnvolle Regelung. Denn bei einer hundertprozentigen Kostenübernahme würden wahrscheinlich zu viele Leistungen von den Versicherten in Anspruch genommen, nur weil sie kostenlos sind, aber eigentlich keine medizinische Notwendigkeit besteht.

Bei Heilpraktiker-Zusatzversicherungen werden häufig auch Osteopathie-Behandlungen sowie Brillen- und Kontaktlinsenkosten übernommen. Allein aufgrund dieser Leistungen ist der Abschluss einer Zusatzversicherung überlegenswert. Die monatlichen Kosten für die Versicherung richten sich hauptsächlich nach dem Alter der versicherten Person. Bei der Einreichung von Rechnungen müssen keine Gründe angegeben werden, warum eine Maßnahme gewählt wurde. Wenn der Therapeut ein eingetragener Heilpraktiker ist und Leistungen nach dem Gebührenverzeichnis für Heilpraktiker erbracht hat, dann werden die Kosten dafür übernommen. Aktuell ist mir bisher nur ein Tarif bekannt, der keine Obergrenze für die Kostenübernahme hat. Allerdings sind hier die Einstiegsbedingungen und die monatlichen Kosten höher als bei anderen Versicherungen.

Ein weiterer Unterschied zwischen den Tarifen besteht in der Wartezeit, die um die drei Monate beträgt. Bei manchen Versicherungen gibt es dagegen keine Wartezeit. Generell ist der Abschluss einer Zusatzversicherung vollkommen unabhängig davon, bei welcher gesetzlichen Krankenkasse ein Versicherter ist. Diese sind zwei voneinander unabhängige Versicherungen, die dementsprechend auch bei unterschiedlichen Versicherungsgesellschaften abgeschlossen werden können.

HEILPRAKTIKER- UND NATURHEILVERFAHREN	
Heilpraktikerleistungen	80 % des Rechnungsbetrags
Naturheilverfahren (alternativmedizinische Behandlung von Ärzten)	80 % des Rechnungsbetrags
Arznei- und Verbandmittel	80 % des Rechnungsbetrags
Begrenzung	max. 2000 € in 2 Jahren

SEHHILFEN	
Brillen- und Kontaktlinsen	100 % des Rechnungsbetrags (max. 300 € in zwei Jahren)
Augenlaser-Operationen (LASIK)	max. 1000 € für beide Augen

ZUSATZLEISTUNGEN	
Schutzimpfungen	80 % des Rechnungsbetrags
Vorsorgeuntersuchungen	80 % des Rechnungsbetrags
Begrenzung	siehe Begrenzung für Heilpraktikerleistungen

VERTRAGSBEDINGUNGEN	
Vertragslaufzeit	2 Jahre, danach Verlängerung um 1 Jahr
Wartezeit	3 Monate

Abb. 3: Ein Beispiel: Leistungen aus einer Heilpraktikerversicherung

Vor einigen Jahren noch mussten viele gesundheitliche Fragen beantwortet werden, bevor eine Versicherung abgeschlossen werden konnte. Inzwischen gehen immer mehr Versicherungen dazu über, nur wenige Gesundheitsfragen zu stellen, beispielsweise ob der Versicherte wegen bestimmter chronischer Krankheiten in den letzten drei Jahren in Behandlung war.

1.6.2 Geheimtipp 2: Steuerliche Absetzbarkeit

Normalerweise werden private Ausgaben in der Steuererklärung nicht berücksichtigt, sofern kein direkter Bezug zur Arbeitstätigkeit besteht. Wenn die Ausgaben jedoch notwendig sind, um die eigene Gesundheit zu erhalten, können diese unter bestimmten Voraussetzungen als »Außergewöhnliche Belastung« in der Steuererklärung angesetzt werden.

Die Hürden für die Bewilligung sind relativ hoch angesetzt, insbesondere wenn es sich um eine »nicht wissenschaftlich anerkannte Behandlungsmethode« handelt. Darunter fallen etwa Sauerstoff-, Chelat- und Eigenbluttherapien. Dabei spielt es keine Rolle, wie erfolgreich die Behandlung war. Nach Angaben der Finanzämter lautet eine Bedingung für die Anerkennung der Kosten, dass die Krankheit vor der Behandlung durch einen **Amtsarzt oder den medizinischen Dienst** (nicht Hausarzt) attestiert wird. Außerdem muss ein bestimmter Betrag pro Jahr überschritten werden, die sogenannte »zumutbare Belastung«. Diese ist abhängig von Einkommen, Ehestand und Anzahl der Kinder (*Tabelle 1*).

Ein Rechenbeispiel: Bei einer Person mit zwei Kindern und einem Bruttoeinkommen von 30.000 Euro im Jahr liegt die zumutbare Belastungsgrenze in Deutschland bei 900 Euro (3 % von 30.000 Euro). Zur schnellen Kalkulation der eigenen zumutbaren Belastungsgrenze gibt es gute Berechnungsprogramme im Internet.

GESAMTEINKOMMEN	BIS 15.300 €	15.000 – 51.130 €	ÜBER 51.130 €
Keine Kinder – Grundtarif	5 %	6 %	7 %
Keine Kinder – Splittingtarif	4 %	5 %	6 %
1 oder 2 Kinder	2 %	3 %	4 %
3 oder mehr Kinder	1 %	1 %	2 %

Tabelle 1: Übersicht der zumutbaren Belastungsgrenze in Abhängigkeit vom Gesamteinkommen und der Anzahl der Kinder (§ 33 Abs. 3 EStG)

Wenn möglich, sollten die Kosten in einem Jahr gebündelt werden, um die zumutbare Belastungsgrenze pro Jahr zu überschreiten. Ein Rechenbeispiel dazu: Die persönlich zumutbare Belastung liegt bei 2500 Euro pro Jahr und es entstehen jährliche Therapiekosten von 2000 Euro in drei aufeinanderfolgenden Jahren. Die Gesamtkosten betragen also 6000 Euro. Da aber in keinem Jahr die zumutbare Belastungsgrenze überschritten wird, können diese Kosten nicht in der Steuererklärung geltend gemacht werden. Deshalb ist es besser, die Kosten in einem Jahr zu bündeln, sofern dies möglich ist. Von den Arzt- und Therapiekosten werden nur jene Kosten berücksichtigt, die nicht erstattet wurden (zum Beispiel durch die Krankenkasse). Weiterhin müssen die Arzneimittel immer medizinisch notwendig und durch einen Arzt oder Heilpraktiker verordnet worden sein. Falls Verordnungen fehlen, müssen diese nicht nachträglich einzeln vom Therapeuten ausgestellt werden. Der Therapeut kann eine Übersicht anfertigen und unterzeichnen, im Idealfall mit Datum und Praxisstempel.

Meine Empfehlung: **Geben Sie trotz der genannten Hürden alle Gesundheitskosten in der Steuererklärung an**, selbst wenn die zumutbare Belastungsgrenze in einem Jahr nicht überschritten wurde oder kein Attest vom Amtsarzt vorliegt. Gegen die Regelung der zumutbaren Belastungsgrenze wurde sogar bereits geklagt, und mit der Einreichung der Kosten unterhalb der Grenze erhält man sich die Chance der Anerkennung, falls die aktuelle Regelung zurückgenommen wird. Selbst wenn die Kosten über der zumutbaren Belastungsgrenze liegen, entscheidet schlussendlich das Finanzamt über die Bewilligung. Von einer Therapeutin weiß ich, dass sie die Einreichung der Kosten in der Steuererklärung jedem ihrer Patienten rät, und aus ihrer Erfahrung heraus beträgt die Anerkennungsquote achtzig bis neunzig Prozent.

Mein Tipp: Es bietet sich an, alle Ausgaben immer sofort in einer Liste zu vermerken. Damit müssen am Jahresende nicht alle Behandlungen und Medikamentenkäufe mühsam zusammengesucht werden. Diese Übersicht kann direkt für die Steuererklärung genutzt werden. Neben den Behandlungs- und Medikamentenkosten können auch Fahrtkosten mit einem Betrag von 0,30 Euro pro Kilometer angesetzt werden.

Es ist sinnvoll, den eingereichten Rechnungen auch ein **Begründungsschreiben** beizulegen. Versetzen Sie sich in den entsprechenden Sachbearbeiter hinein: Anhand der eingereichten Rechnungen kann er den gesamten Sachverhalt nicht nachvollziehen. Je besser aber im Begründungsschreiben die Schwere der Erkrankung (anhand von Befunden) sowie die Notwendigkeit der Behandlung beschrieben werden, desto höher sind die Erfolgschancen. Insbesondere medizinische **Befunde, die eindeutig eine Magen- oder Darmerkrankung nachweisen**, sind als Anlage zum Begründungsschreiben für die Anerkennung sehr hilfreich.

Die Devise für die Einreichung der Gesundheitskosten beim Finanzamt lautet deshalb: Es sollte alles eingereicht werden, was möglich ist. Man kann dabei nichts falsch machen. Und bedenken Sie: Was nicht eingereicht wurde, kann auch nicht anerkannt werden. Im besten Fall wird der komplette Betrag anerkannt.

UNTERLAGEN FÜR DIE STEUERERKLÄRUNG
Begründungsschreiben
Ärztliche Befunde
Alle Rechnungen/Quittungen
ANSETZBARE KOSTEN
Therapie- und Behandlungskosten
Kosten für Medikamente und Arzneimittel
Fahrtkosten (auch innerhalb der Stadt)
Hotel-/Verpflegungskosten bei weiten Fahrten

Tabelle 2: Checkliste für die Einreichung von Gesundheitskosten bei der Steuererklärung

2 Lieber Patient: Sie haben eine Nahrungsmittelunverträglichkeit

Wenn man vermutet, dass eine Nahrungsmittelunverträglichkeit vorliegt, dann ist es wichtig, dies durch entsprechende medizinische Diagnosemaßnahmen zu bestätigen. Aber Achtung: Lässt man ein Nahrungsmittel einfach weg, das man eigentlich verträgt, so ist man dauerhaft auf einer Art »Diät«, ohne einen wirklichen Nutzen davon zu haben. Werden dagegen jene Nahrungsmittel weiter verzehrt, auf die der Körper negativ reagiert, wird das gesamte Verdauungssystem gereizt. Die vorhandenen Symptome bleiben bestehen, verstärken sich oder es können neue Probleme hinzukommen. Eine gesicherte Kenntnis der persönlichen Nahrungsmittelunverträglichkeiten ist ein entscheidender Baustein für den Heilungsprozess sowie für die Bekämpfung der Symptome.

Im Zusammenhang mit Nahrungsmittelunverträglichkeiten werden inzwischen viele verschiedene Begriffe verwendet, wie Allergie, Intoleranz, Unverträglichkeit oder Malabsorption.[1] Obwohl eine Unterscheidung dieser Bezeichnungen nach grauer Theorie klingt, ist eine Abgrenzung äußerst wichtig für alle weiteren Schritte (*Abbildung 4*).

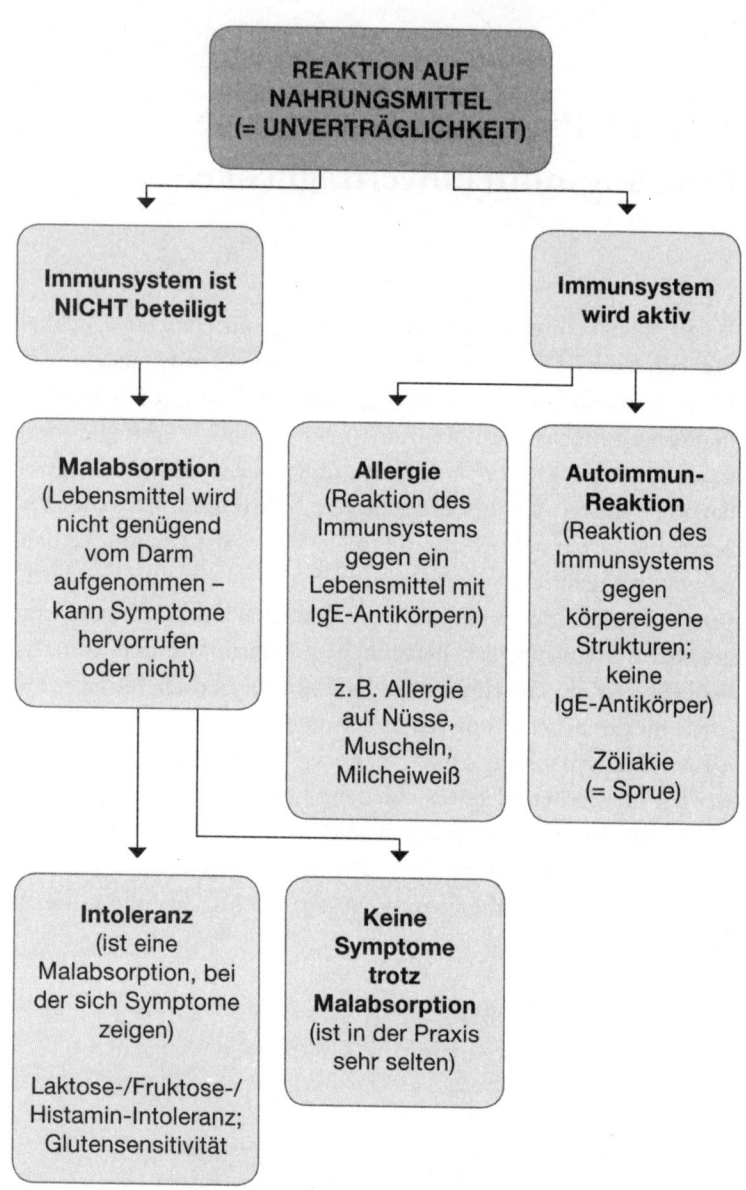

Abb. 4: Unterscheidung der Begriffe Allergie, Intoleranz, Unverträglichkeit, Malabsorption

Wenn der Körper auf ein bestimmtes Nahrungsmittel reagiert, erst einmal völlig unabhängig vom Grund oder den Symptomen gesehen, dann wird dies als **Unverträglichkeit** bezeichnet. Dazu zählen auch Lebensmittelvergiftungen, die hier keine weitere Rolle spielen sollen. Im nächsten Schritt wird unterschieden, ob das Immunsystem an der Unverträglichkeit beteiligt ist und entsprechende immunologische Reaktionen im Körper entstehen oder nicht.

Auch wenn die verschiedenen Begriffe verwirrend erscheinen: Entscheidend ist, den Unterschied zwischen einer **Allergie und einer Intoleranz** zu kennen. Denn dies ist die Grundlage, um die richtigen Diagnoseverfahren nutzen und deren Ergebnisse interpretieren zu können (siehe *Kapitel 2.2*). Die Ergebnisse aus der Diagnose haben wiederum Einfluss auf die jeweiligen Therapiemaßnahmen, die infrage kommen. Zwei Betroffene, die das gleiche Nahrungsmittel nicht vertragen, haben nicht automatisch die gleiche Grunderkrankung. Je nach Krankheitsursache (Immunreaktion bei einer Allergie oder schlechte Verdaubarkeit bei Unverträglichkeiten) kommen unterschiedliche Testverfahren sowie Therapiemaßnahmen zur Anwendung.

Ein Beispiel: Person L hat eine Laktoseintoleranz (= Milchzucker-Unverträglichkeit). Dabei entstehen die Symptome durch einen Mangel des Verdauungsenzyms Laktase. Das Immunsystem reagiert dabei nicht und schüttet auch keine Antikörper aus. Wenn Person L nun einen Allergietest auf Kuhmilch (= Milcheiweißallergie) durchführen lässt, der die Reaktion des Immunsystems auf Milch misst, so wird der Test negativ ausfallen. Dem Patienten wird mitgeteilt, dass keine Milchallergie vorliegt. Aufgrund des Testergebnisses denkt Person L, dass Milchprodukte für sie verträglich seien, verzehrt diese weiterhin und bekommt trotz negativem Testergebnis Verdauungsprobleme. Ein Laktoseintoleranz-Test wäre für Person L viel aussagekräftiger gewesen. Aus diesem Grund ist die Unterscheidung zwischen Allergie und Intoleranz so bedeutend.

Eine Nahrungsmittelallergie zeigt sich sehr häufig schon im **Kindesalter**. Es gibt verschiedene Gründe, warum es zu einer Allergie kommen kann. Neben einer genetischen Vorbelastung kann vor allem übertriebene Hygiene dazu führen. Auch die Einnahme von Medikamenten in einem sehr frühen Lebensalter gilt als ein Risikofaktor.

Bei einer Allergie **reagiert das Immunsystem mit der Ausschüttung von Antikörpern** auf bestimmte Lebensmittel. Die Betroffenen können schon bei kleinsten Mengen schwerwiegende Symptome aufweisen. Eine besondere Rolle nimmt die Zöliakie (Gluten-Unverträglichkeit) ein. Dabei reagiert das Immunsystem (wie bei einer Allergie) auf das Gluten (Klebereiweiß in vielen Getreidesorten). Jedoch richten sich die Abwehrprozesse nicht nur gegen das Fremdeiweiß, sondern auch gegen körpereigene Zellen. Deshalb wird Zöliakie auch als Autoimmunerkrankung bezeichnet.

Wenn bei einer Reaktion auf Nahrungsmittel das Immunsystem nicht beteiligt ist, dann liegt die häufigste Ursache für die Symptome darin, dass der Darm bestimmte Nahrungsbestandteile **aus dem Speisebrei nicht richtig absorbieren kann (Malabsorption)**. Die Ursachen dafür sind unter anderem ein Mangel an Verdauungsenzymen (Laktose oder Fruktose), Stoffwechselerkrankungen oder die Wirkung von pharmakologischen Stoffen (zum Beispiel von Lebensmittelzusatzstoffen).

Treten aufgrund der Malabsorption Beschwerden auf, wird von einer Intoleranz gesprochen. Da eine Malabsorption über einen gewissen Zeitraum fast immer zu unerwünschten Symptomen führt, werden die Begriffe Intoleranz und Malabsorption häufig analog verwendet.

Bei einer Allergie dauert es meist nur wenige Minuten bis zum Auftreten von Symptomen. Im schlimmsten Fall wirkt sich die Überempfindlichkeit sehr intensiv aus, beispielsweise durch einen anaphylaktischen Schock, der schwersten Form einer allergischen Reaktion.

Bei einer Unverträglichkeit ist die Reaktionszeit häufig länger und die Symptome treten manchmal sogar erst nach ein bis zwei Tagen auf.

Man könnte meinen, da die Verdauung nur in den Verdauungsorganen stattfindet, müssten sich die Symptome von Nahrungsmittelunverträglichkeiten auch nur auf die Verdauungsorgane beschränken, etwa in Form von Durchfall oder Blähungen. Da aber jeder noch so kleine Bestandteil aus der Nahrung in das Blut resorbiert wird, können sich die Symptome am ganzen Körper zeigen. Ein gutes Beispiel für diesen systemischen Zusammenhang ist das Hautjucken an den verschiedensten Körperstellen, ausgelöst durch ein unverträgliches Nahrungsmittel, in dem zum Beispiel viel Histamin enthalten war. Patienten mit einer Histamin-Intoleranz reagieren oft auf Nahrungsmittel wie etwa Fisch, Fleisch, Hartkäse, Rotwein, die viel Histamin enthalten.

Grundsätzlich ist es wichtig, dass unverträgliche Nahrungsmittel nicht weiterhin verzehrt werden. Denn diese führen zu einer ständigen Belastung des Darms und ziehen dadurch auch die Darmflora in Mitleidenschaft. Außerdem können die Darmschleimhäute durchlässig werden und ihre eigentliche Barrierefunktion nicht mehr erfüllen. In der Folge gelangen unverdaute Nahrungspartikel (wie zum Beispiel Eiweißmoleküle) über das Blut in den gesamten Körper und verursachen verschiedene Probleme. Insbesondere die Entgiftungsorgane wie Leber und Nieren werden dabei stark belastet.

2.1 Die häufigsten Nahrungsmittelunverträglichkeiten im Überblick

Im Folgenden werden die häufigsten Nahrungsmittelunverträglichkeiten vorgestellt und die besten Testmöglichkeiten sowie die entsprechende Ernährung eingehender beschrieben.

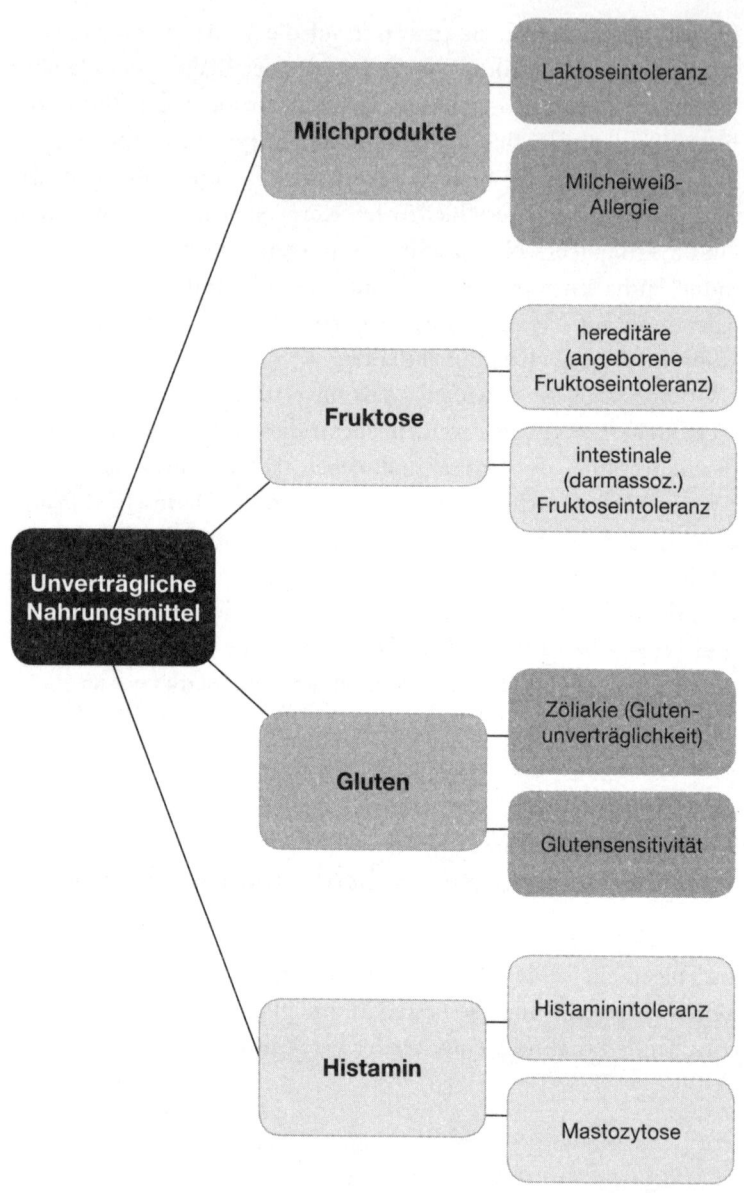

Abb. 5: Überblick über die häufigsten Nahrungsmittelunverträglichkeiten

2.1.1 Milchzucker (Laktose) und Milcheiweiß

Bei einer Unverträglichkeit auf Milchprodukte sind zwei unterschiedliche Ursachen möglich: die Unverträglichkeit gegen den Milchzucker (Laktose) oder gegen das Milcheiweiß.

Um die Laktose im Körper verwerten zu können, muss sie bei der Verdauung in die Einzelzucker Glukose und Galaktose aufgespalten werden. Dies übernimmt ein Enzym namens Laktase, das in der Dünndarmschleimhaut gebildet wird. Fehlt es an diesem Enzym oder wird zu wenig davon gebildet, wandert der unverdaute Milchzucker vom Dünndarm in den Dickdarm weiter und wird von den dort lebenden Mikroorganismen vergoren. Dabei entstehen verschiedene Gase, die zu Symptomen wie Blähungen, Völlegefühl und Bauchkrämpfen führen können.

Weiters werden bei der Verstoffwechselung der Laktose im Dickdarm Milchsäure und kurzkettige Fettsäuren gebildet. Diese wirken wasseranziehend und deshalb klagen viele Betroffene über Durchfall. Wie bei allen Nahrungsmittelunverträglichkeiten sind noch viele weitere Symptome möglich, die aber bei jedem Menschen unterschiedlich ausfallen können und nicht immer eindeutig einer Laktoseintoleranz zuzuordnen sind.

Weltweit gesehen ist eine Laktoseintoleranz sozusagen der »Normalzustand«. Während in Deutschland nur etwa zehn bis zwanzig Prozent der Bevölkerung keinen Milchzucker verdauen können, sind es in China und Südostasien evolutionsgeschichtlich bedingt fast hundert Prozent (dort wird kaum Milchwirtschaft betrieben, die Menschen sind von der Kuhmilch »entwöhnt«).

Dass manche Menschen ihr Leben lang Laktose gut verdauen können, führen Forscher auf eine Mutation der DNA vor etwa 7500 Jahren in Zentraleuropa zurück. Dies könnte ein großer Überlebensvorteil gewesen sein, denn mit der aufkommenden Viehzucht stand Milch in großen Mengen zur Verfügung.

Babys können überall auf der Welt die Muttermilch (die sogar mehr Laktose als Kuhmilch enthält) problemlos verdauen. Nach der

Stillzeit nimmt die Aktivität des Enzyms ab, bis die Darmschleimhaut schließlich nicht mehr genügend Laktase produziert. Diese mit dem Lebensalter zurückgehende Laktaseproduktion wird als primäre Laktoseintoleranz bezeichnet, sie betrifft etwa drei Viertel der Weltbevölkerung. Im Gegensatz dazu steht der angeborene Laktasemangel, die durch einen Gendefekt entsteht. Bei dieser sehr seltenen und schwersten Form der Laktoseintoleranz zeigen sich die Probleme bereits im Kleinkindalter bei der Verdauung der Muttermilch.

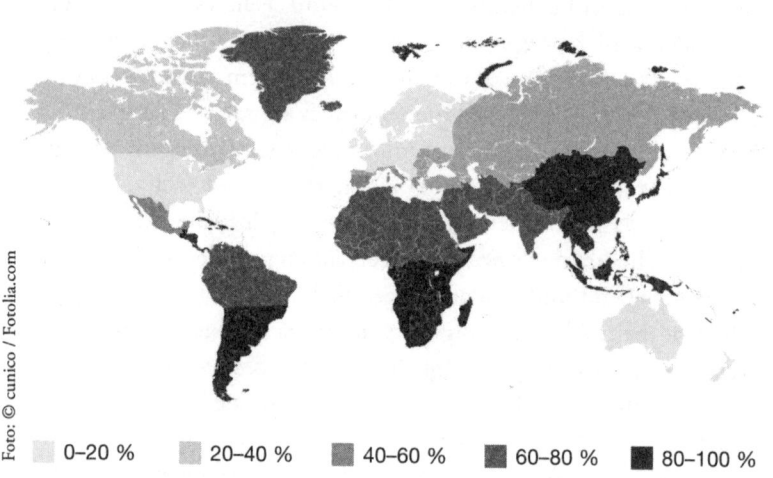

0–20 %   20–40 %   40–60 %   60–80 %   80–100 %

Abb. 6: Weltweites Vorkommen der Laktoseintoleranz

Als dritte Gruppe gibt es die erworbene (sekundäre) Laktoseintoleranz, bedingt durch eine Schädigung der Dünndarmschleimhaut. Wegen bestimmter Beeinträchtigungen oder Erkrankungen kann Laktose nicht mehr aufgespalten werden. Mögliche Ursachen sind Operationen, chronisch-entzündliche Darmerkrankungen oder eine Magen-Darm-Grippe. Auch eine Glutenunverträglichkeit tritt häufig zusammen mit einer Laktoseunverträglichkeit auf, da die Darmschleimhaut entzündet ist und deshalb weniger Enzym Laktase gebildet werden kann.

Normalerweise geht die sekundäre Laktoseintoleranz wieder zurück, sobald sich die Darmschleimhaut erholt hat. An dieser Kettenreaktion ist gut zu erkennen, dass der langfristige Verzehr von unverträglichen Nahrungsmitteln (wie zum Beispiel Gluten) zur Entstehung bestimmter krankhafter Prozesse und damit zu weiteren Nahrungsmittelunverträglichkeiten führen kann.

Wenn bekannt ist, dass eine Entzündung im Darm vorliegt (*Kapitel 3.1.3 Leaky Gut Syndrom*), dann sollten Milchprodukte generell gemieden oder nur laktosefreie Produkte verzehrt werden. Aufgrund der Entzündung kann die Darmschleimhaut meist nicht mehr genügend Enzyme zur Aufspaltung der Laktose produzieren. Der Verzehr von Milchprodukten würde die entzündete Darmschleimhaut noch weiter reizen und damit die Durchlässigkeit des Darms erhöhen.

Neben der Laktoseunverträglichkeit können bei Milchprodukten auch Unverträglichkeitsreaktionen gegen das Milcheiweiß auftreten. Diese kommen bedeutend häufiger bei Kindern als bei Erwachsenen vor und zeigen sich bereits in den ersten Lebensmonaten. Es handelt sich dabei um eine Allergie, da das Immunsystem entweder auf das Kasein oder das **Molkeneiweiß** in der Milch reagiert.

Molkeneiweiße werden erst ab einer Temperatur von etwa 77 °C zerstört. Deshalb ist die Verträglichkeit von hoch erhitzten Milchprodukten meist deutlich besser als bei Rohprodukten. Auch die Eiweißstruktur ist artspezifisch unterschiedlich. Deshalb können Molkeneiweiß-Allergiker, die auf Kuhmilch reagieren, trotzdem Schaf-, Ziegen- oder Stutenmilch vertragen. Wenn dagegen das Immunsystem auf das **Kasein** in der Milch reagiert, dann müssen Milchprodukte gänzlich gemieden werden. Denn Kaseine sind artspezifisch gleich aufgebaut und sehr hitzestabil.

Testmöglichkeiten
Um eine Laktoseintoleranz festzustellen, hat sich der **H2-Atemtest** (Wasserstoffatemtest) als beste Testmöglichkeit bewährt. Er ist einfach durchzuführen, das Ergebnis ist zuverlässig und die Kosten werden von der Krankenkasse übernommen. Der H2-Atemtest

kann entweder bei einem Gastroenterologen oder in der gastroenterologischen Abteilung eines Krankenhauses durchgeführt werden.

Wie oben beschrieben, wird im Idealfall der Milchzucker (Laktose) im Dünndarm in seine Bestandteile Glukose und Galaktose aufgespalten. Liegt eine Laktoseunverträglichkeit vor, dann gelangt die unverdaute Laktose in den Dickdarm, wo sie von Bakterien zersetzt wird. Durch diesen Prozess bildet sich unter anderem Wasserstoff (H_2), der normalerweise nicht im menschlichen Stoffwechsel entsteht. Der Wasserstoff wird über die Lungen abgeatmet und kann über den Atemgastest gemessen werden.

Andere Testmöglichkeiten sind weniger geeignet. Ein Blutzuckertest auf Laktoseunverträglichkeit ist weniger zuverlässig als der Atemtest, bei Zuckerkranken können die Messwerte verfälscht sein. Mit einem Gentest kann nur die ererbte Form der Laktoseintoleranz ermittelt werden. Wenn es sich um eine ererbte Form handelt, dann bestehen die Probleme mit Milchprodukten aber meist seit der Geburt. Und eine Dünndarmbiopsie ist zwar sehr aussagekräftig, jedoch auch sehr aufwendig und wird deshalb nur selten durchgeführt.

Bei einer Milcheiweißallergie können mehrere Testverfahren zur Anwendung kommen. Liegt eine Allergie vor, so entstehen bei einem **Pricktest** (prick, engl. = Stich, stechen) Quaddeln auf der Haut. Die Methode: Zumeist am Unterarm werden allergieauslösende Substanzen auf die eingeritzte Haut aufgetragen. Der Pricktest kann ein erster Hinweis sein, die Diagnose sollte durch weitere Untersuchungen abgesichert werden. Dazu kann ein **RAST-Test** (Radio-Allergo-Sorbens-Test) zur Bestimmung der IgE-Antikörper hilfreich sein. Jedoch ist auch das Ergebnis des RAST-Bluttests nicht zu hundert Prozent sicher.

Trotz negativem Befund kann eine Allergie vorliegen, die nicht durch IgE-Antikörper zu erkennen ist. Deshalb ist eine anschließende Auslassdiät notwendig, bei der sämtliche Milchprodukte für einen bestimmten Zeitraum gemieden werden. Alle verzehrten Lebensmittel während dieser Auslassphase sowie die auftretenden Symptome sollten in einem Ernährungs- und Symptome-Tagebuch protokolliert werden. Damit erhält man ein nachvollziehbares Ergebnis.

Nach der Auslassdiät kann eventuell ein Provokationstest mit Milchprodukten erfolgen. Wurde eine Laktoseintoleranz ausgeschlossen und bessern sich die Beschwerden während der Auslassdiät oder verschwinden sogar vollständig, dann ist eine Milcheiweißallergie wahrscheinlich. Jedoch möchte ich noch einmal darauf hinweisen, dass eine Milcheiweißallergie bei Erwachsenen nur sehr selten vorkommt, sie zeigt sich meist schon in den ersten Lebensmonaten.

Ernährung bei Laktoseintoleranz und Milcheiweißallergie
Um festzustellen, welche Nahrungsmittel beschwerdefrei gegessen werden können, ist es entscheidend zu wissen, ob eine Laktoseintoleranz oder eine Milcheiweißallergie vorliegt. Darüber, ob Milchprodukte gesund sind oder nicht, wurden schon viele Debatten geführt. Persönlich würde ich vom Verzehr von Milchprodukten abraten. Die Hauptgründe: Milchprodukte können die Darmschleimhaut reizen, zu Entzündungen im Darm führen oder bestehende Entzündungen verstärken und insgesamt schwer verdaulich sein. Dies alles sind keine guten Voraussetzungen, insbesondere wenn man mit einem Reizdarm zu kämpfen hat.

Da Milch gut schmeckt, wird sie in vielen Produkten verarbeitet. Aber Geschmack ist nicht gleichzusetzen mit Gesundheit.

Um das Jahr 1950 hat eine Kuh in Deutschland jährlich durchschnittlich 2500 Kilogramm Milch erzeugt, bis zum Jahr 2015 hat sich diese Menge auf 7600 Kilogramm verdreifacht.[2] In der industriellen Massentierhaltung dürfen die Tiere häufig ihr gesamtes Leben lang nur an einer Stelle stehen, bekommen kein frisches Gras und werden oft mit Antibiotika und anderen Medikamenten (dauer-)behandelt. Vielleicht ist Kuhmilch in ihrer ursprünglichen Form und nicht übermäßig verzehrt durchaus ein gesundes Lebensmittel. Aber unter den aktuellen Rahmenbedingungen ist es nur eine logische Folge, dass das Endprodukt Milch von mangelhafter Qualität ist. Als Argument für einen regelmäßigen Verzehr von Milchprodukten wird vor allem die Versorgung mit Kalzium angeführt. Bei der mittlerweile fast unendlichen Auswahl an Nahrungsmitteln kann der Kalziumbedarf aber problemlos über eine abwechslungsreiche Ernährung ohne Milch gedeckt werden.

Bei einer **Allergie gegen die Molke** im Milcheiweiß trifft es manchmal zu, dass Schaf-, Ziegen- oder Stutenmilch verträglich sind. Dies muss individuell ausprobiert werden. Bei einer Milcheiweißallergie, bei dem das Kasein nicht vertragen wird, ist es eindeutiger. In diesem Fall müssen sämtliche Milchprodukte gemieden werden, da es keine artspezifischen Unterschiede im Aufbau des Kaseins gibt.

Bei einer Laktoseintoleranz kann heutzutage auf **laktosefreie Milchprodukte** ausgewichen werden. Als laktosefrei werden Produkte bezeichnet, die maximal 0,1 Gramm Laktose pro 100 Gramm Nahrungsmittel enthalten.

Wenn bei einer **Laktoseintoleranz** dennoch laktosehaltige, »normale« Milchprodukte verzehrt werden, so können auch **Laktasetabletten** hilfreich sein. Diese enthalten das im Körper fehlende Enzym Laktase. Die Menge des Enzyms pro Tablette wird in der Einheit FCC (»Food Chemical Codex«) angegeben. Pro fünf Gramm Milchzucker werden 1000 FCC empfohlen.

Die folgenden Milchprodukte haben einen (sehr) hohen Milchanteil:
- Joghurt, Sahne, Buttermilch, Quark (Topfen), Sauerrahm, Creme fraiche, Kaffeesahne, Schwedenmilch (Sauermilch), Mascarpone, Kondensmilch, Milch-, Molke- und Sahnepulver
- »Frische« Käsesorten, die kaum oder gar nicht gereift sind (Frischkäse, Schmelzkäse, Hüttenkäse)
- Molkeprodukte
- Milchschokolade

Diese genannten Milchprodukte sind meist eindeutig zu »identifizieren«. Häufig ist Milch jedoch auch in fertigen Produkten »versteckt«. Sie kann im Prinzip in jedem verarbeiteten Produkt enthalten sein. Bei folgenden Nahrungsmitteln sollte besonders darauf geachtet werden:

- Fertiggerichte (Fertigdesserts, Gewürzmischungen, Knabberwaren, Fertigsaucen)
- Wurst
- Süßwaren
- Brot und Konditorprodukte
- Medikamente

Es gibt dagegen Produkte, die zwar aus Milch hergestellt werden, jedoch bei einer Laktoseunverträglichkeit meist keine Probleme bereiten:
- Ghee (indisches Butter-Reinfett, Butterschmalz; komplett laktosefrei)
- Butter (enthält 0,1 bis 1 g Laktose pro 100 g)
- Lang gereifte Käsesorten (Emmentaler, Limburger, Parmesan, Gouda, sie haben meist 0 bis 0,5 g Laktose pro 100 g)

In den Supermärkten gibt es in den Kühlregalen eigene, meist große Bereiche für Milchprodukte. Damit lässt sich schon auf den ersten Blick gut erkennen, welche Lebensmittel sehr viel Milch enthalten.

Und noch ein Tipp: Bei verarbeiteten, industriell hergestellten Produkten empfiehlt sich ein Blick auf die Zutatenliste. Denn Milch kann in fast allen Produkten vorkommen, sogar in ungekühlten und lange haltbaren Waren.

2.1.2 Fruktose

Bei einer Unverträglichkeit von Fruchtzucker wird zwischen zwei Formen unterschieden: der hereditären (erblichen) und der intestinalen (darmassoziierten) Fruktoseintoleranz.

Die **erbliche Fruktoseintoleranz** ist eine angeborene Stoffwechselerkrankung, bei der die Fruktose zwar problemlos vom Darm aufgenommen, danach aber in der Leber nicht verstoffwechselt werden kann. Grund dafür ist ein Enzymdefekt in der Leber. Die

Symptome treten bereits im Säuglingsalter und selbst bei kleinsten Mengen Fruktose auf. Diese erbliche Form kann unentdeckt zu schweren Nieren- und Leberschäden führen. Jedoch ist die Erkrankung sehr selten (0,005 %).[3]

Die **intestinale Fruktoseintoleranz** dagegen kommt bei mehr als dreißig bis vierzig Prozent der Bevölkerung vor.[4] Die normale Verdauung von Kohlenhydraten, zu denen auch die Fruktose zählt, beginnt bereits im Mund durch den Speichel. Die hauptsächliche Verdauungsarbeit findet im oberen Dünndarmabschnitt statt. Dazu muss der Körper alle Mehrfachzucker (Poly-, Oligo- und Disaccharide) in die für ihn verdaubaren Einfachzucker (Monosaccharide) aufspalten.

Damit dieser aufgespaltene Fruchtzucker vom Darm ins Blut aufgenommen werden kann, ist eine Art Hilfsmittel (Glukosetransporter) notwendig: das GLUT-5. Bei der Fruktoseintoleranz ist die Aktivität des GLUT-5-Transporters aber vermindert.

Die Folge ist, dass ein Großteil der Fruktose nicht im Dünndarm aufgenommen wird, sondern unverdaut in den Dickdarm weiterwandert. Dieser Vorgang ähnelt jenem bei der Laktoseintoleranz. Im Dickdarm wird die unverdaute Fruktose von den Dickdarmbakterien unter anderem zu Wasserstoff, Methan und Kohlendioxid abgebaut. Aufgrund der Entstehung dieser Gase kommt es häufig zu Blähungen oder Durchfall.

In der Öffentlichkeit wird der allgemeine Begriff Fruktoseintoleranz fast ausschließlich für die nicht erbliche Form verwendet. Deshalb ist auch im Folgenden mit der Bezeichnung »Fruktoseintoleranz« nur die intestinale Form gemeint.

Personen mit einer Fruktoseintoleranz haben oftmals Probleme bei der Verdauung von Zuckeraustauschstoffen, wie zum Beispiel Sorbit, Mannit, Lactit oder Xylit. Diese Zuckeralkohole werden häufig in Diät- oder Light-Produkten verwendet. Eine Sorbitunverträglichkeit etwa ist heute keine Seltenheit mehr. Als Zusatzstoff (E 420) ist Sorbit EU-weit für fast alle Lebensmittel zugelassen. Erst wenn ein Nahrungsmittel mehr als zehn Prozent Sorbit enthält, muss es mit dem Zusatz »Kann bei übermäßigem Verzehr abführend wirken« gekennzeichnet sein. Sorbit findet sich auch in Kosmetika und Zahncremes. Auf natürliche Weise kommt es vor allem in Kernobst vor.

Testmöglichkeiten
Die derzeit beste Testmöglichkeit auf eine Fruktoseintoleranz ist (wie bei der Laktoseintoleranz) ein H2-Atemtest. Die Fruktose wird, wie schon beschrieben, normalerweise im Dünndarm resorbiert. Bei einer Fruktoseintoleranz gelangt sie jedoch weiter in den Dickdarm und wird dort von Bakterien verwertet. Dabei entsteht Wasserstoff, der über die Lungen ausgeatmet wird und über den H2-Atemtest gemessen werden kann (*Abbildung 7*). Der H2-Atemtest auf Fruktoseunverträglichkeit lässt sich bei einem Gastroenterologen oder in der gastroenterologischen Abteilung eines Krankenhauses durchführen. Auch hier übernimmt die Krankenkasse die Kosten.

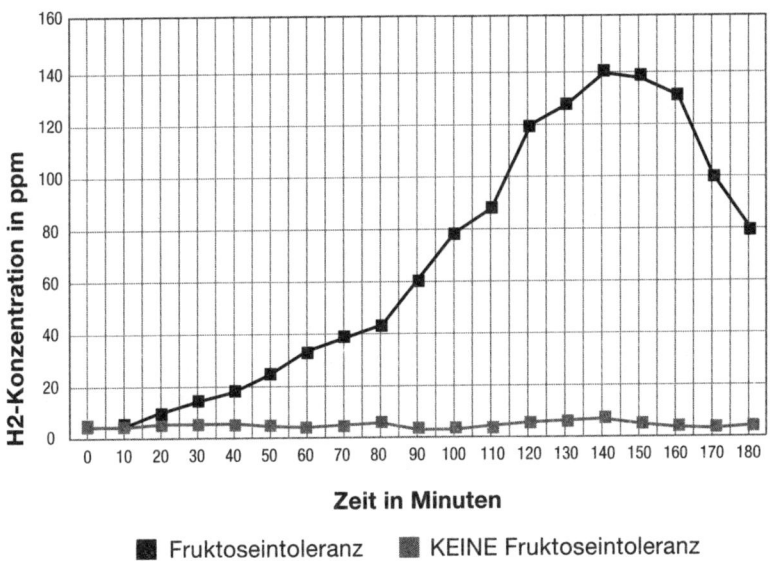

Abb. 7: Beispiel eines H2-Atemtests mit Fruktose – bei einem Patienten mit Fruktoseintoleranz und bei einer gesunden Person

Da es keine Standardisierung für diesen Test gibt, kommt es vor, dass bis zu 50 Gramm Fruktose für die Testung verwendet werden. Mit dieser hohen Menge würde selbst bei vielen gesunden Testpersonen fälschlicherweise eine Intoleranz festgestellt werden. Diese Menge entspricht etwa 13 Esslöffeln Honig oder 220 Weintrauben. Deshalb muss unbedingt darauf geachtet werden, dass der Atemtest mit **25 g Fruktose** durchgeführt wird (wie in der Leitlinie empfohlen).

Ernährung bei einer Fruktoseintoleranz

Ein Umstand, der beim Verzehr von Fruktose eine wichtige Rolle spielt, ist die aufgenommene Gesamtmenge. Denn auch gesunde Menschen erreichen bei etwa 25 Gramm Fruktose pro Tag ihre Belastungsgrenze, und Mengen darüber hinaus können ebenfalls zu Verdauungsproblemen führen.[1] Die Menge für diese Belastungsgrenze entspricht etwa einer halben Tüte Rosinen, sechs getrockneten Feigen oder zwei Gläsern Apfelsaft.

Das bedeutet, dass eine Fruktosemalabsorption nur vorliegt, wenn selbst kleine Mengen an Fruktose nicht vertragen werden. Aufgrund veränderter Ernährungsgewohnheiten wird diese Belastungsgrenze heutzutage recht schnell überschritten. Das liegt allerdings nicht an einem stark gestiegenen Obstkonsum, sondern vielmehr wird Fruktose als »natürliches« Süßungsmittel bei Energieriegeln, Joghurt, Limonaden und Süßigkeiten eingesetzt. Zum Vergleich: Ein Apfel enthält etwa 5 Gramm Fruktose, ein Energieriegel dagegen fast 20 Gramm.

Bei einer Fruktoseintoleranz ist es wichtig, dass **langfristig weiterhin Fruktose in kleinen, verträglichen Mengen gegessen wird.** Denn eine extrem fruktosearme oder sogar fruktosefreie Ernährung führt zu einem Rückgang des GLUT-5-Transporters, was eine noch schlechtere Verträglichkeit von Fruktose zur Folge hätte.

Um die Resorption von Fruktose zu verbessern, wird häufig ein **dreistufiges Ernährungskonzept** angewendet. Am Anfang steht eine kurzzeitige Phase, in der auf Fruktose verzichtet werden sollte (Karenzphase, etwa zwei bis sechs Wochen). In dieser Phase sollten die Symptome deutlich zurückgehen.

Danach folgt eine Testphase, in der langsam ausgetestet wird, welche Nahrungsmittel und welche Mengen gut verträglich sind, also wo die individuelle Belastungsgrenze liegt. Idealerweise schreibt der Betroffene in dieser Zeit ergänzend ein Symptom- und Ernährungsprotokoll.

Die dritte Phase ist die dauerhafte Ernährung mit jenen Nahrungsmitteln, die sich in der Testphase als verträglich erwiesen haben.

Da die Aufspaltung des Fruchtzuckers genau wie beim Milchzucker (Laktose) im Darm erfolgt, ist ein gesunder Darm die Basis für eine gut funktionierende Resorption. Deshalb kann auch eine Stuhlanalyse zur Therapie einer Fruktosemalabsorption ein wichtiger Baustein sein (siehe *Kapitel 3.1 Das Wichtigste zuerst: Die Stuhldiagnostik*).

Bevor jedoch umfangreiche Test- und Therapiemaßnahmen ergriffen werden, sollte zuvor **die tägliche persönliche Fruktosemenge** überprüft werden. Allein der Verzehr von zwei Stückchen Fertigkuchen und 0,5 Liter Mineralwasser mit Süßungsmitteln führt zu einer Aufnahme von etwa 40 Gramm Fruktose. Damit wird die tägliche Belastungsgrenze deutlich überschritten und dies kann selbst bei gesunden Menschen zu Verdauungsproblemen führen.

Nahrungsmittel mit einem hohen Fruktosegehalt sind:
- Obst
- Trockenfrüchte
- Fruchtsäfte, Wellnessgetränke und Limonaden (mit Fruktose gesüßt)
- Honig
- Wein
- Inhaltsstoffe wie Maisstärkesirup, Inulin, Fruchtsüße oder Fructo-Oligosaccharide

Zur Verbesserung der Fruktoseaufnahme gibt es inzwischen **Medikamente**. Durch die darin enthaltenen Enzyme wird die Fruktose in leicht resorbierbare Glukose umgewandelt. Diese Präparate (wie zum Beispiel »Fructaid«) werden etwa zehn Minuten vor der Mahlzeit eingenommen und zersetzen die Fruktose im Speisebrei, noch bevor die Nahrung vom Darm aufgenommen wird. Da diese Präparate direkt im Dünndarm wirken und die Bestandteile vom Körper verdaut werden können, sollte es auch bei einer höheren Dosierung oder längeren Anwendungsdauer keine Nebenwirkungen geben.

Verbessern lässt sich die Aufnahme von Fruktose zusätzlich, indem fruktosehaltige Lebensmittel geschickt mit anderen Nahrungsmitteln kombiniert werden. Da **Eiweiße und Fette** die Verweildauer der Speisen im Magen generell verlängern, wird die Fruktose in bedeutend kleineren Mengen und über einen längeren Zeitraum in den Dünndarm abgegeben. Durch diesen verlangsamten Prozess kann viel mehr Fruktose direkt im Dünndarm aufgenommen werden.

Ein Beispiel für eine solche Nahrungsmittelkombination sind Erdbeeren mit Quark (Topfen) oder einer Quarkspeise. Kontraproduktiv wäre eine reine Obstmahlzeit, da diese nur eine kurze Verweildauer im Magen hat. Im Dünndarm würden in der Folge dann rasch große Mengen des Glukosetransporters GLUT-5 zur Verstoffwechselung benötigt.

2.1.3 Gluten

Gluten, auch Klebereiweiß genannt, ist ein Gemisch aus Proteinen, das in verschiedenen Getreidesamen enthalten ist. Bei der Glutenunverträglichkeit gibt es zwei unterschiedliche Formen: die Zöliakie und die Glutensensitivität.

Der Begriff **Zöliakie** stammt aus dem Griechischen und bedeutet wörtlich »an der Verdauung leidend«. Dabei reagiert nach dem Verzehr eines glutenhaltigen Lebensmittels das Immunsystem, ähnlich wie bei einer Allergie. Jedoch reagiert bei der Zöliakie das Immunsystem nicht nur gegen das Nahrungsmittel selbst, sondern es greift auch das körpereigene, gesunde Darmgewebe an. Gerade so, als müsste es einen Infektionserreger vernichten.

Da sich die Immunabwehr sogar gegen eigenes, gesundes Körpergewebe richtet, wird die Zöliakie auch als Autoimmunerkrankung bezeichnet. Durch diese starke Reaktion entstehen langfristig Entzündungen und Schäden an der Dünndarmschleimhaut. Die Zöliakie kann in jedem Lebensalter auftreten. In Deutschland gibt es derzeit mehr als 800.000 Betroffene.[5]

Die Symptome der Zöliakie können bei jedem Menschen unterschiedlich sein, deswegen wird die Erkrankung meist erst spät erkannt. Die Beschwerden im Magen-Darm-Bereich, wie Bauchkrämpfe, Durchfall oder Blähungen, sind meist nur die Spitze des Eisbergs. Durch die Entzündung der Darmschleimhaut werden bedeutend weniger Nährstoffe aufgenommen, es kommt häufig auch zu einem Nährstoffmangel.

Da beim Konsum von Gluten besonders die Darmschleimhaut stark gereizt wird und die Reaktion des Körpers sehr heftig ausfallen kann, muss bei einer Zöliakie-Erkrankung Gluten komplett gemieden werden.

Eine andere Form der Unverträglichkeit von Gluten ist die **Glutensensitivität**. Die Symptome sind ähnlich wie bei der Zöliakie: Bauchschmerzen, Blähungen, Durchfall, Kopfschmerzen oder chronische Müdigkeit.

Die Bestimmung der Glutensensitivität ist nicht ganz einfach, denn es gibt keine Laborwerte, mit der sie nachgewiesen werden kann. Generell handelt es sich um körperliche Beschwerden nach dem Verzehr von glutenhaltigen Nahrungsmitteln. Häufig merken die Betroffenen, dass ihnen eine glutenfreie Ernährung besser bekommt und die Symptome damit verschwinden.

Für die Diagnose »Glutensensitivität« müssen zuvor eine Weizenallergie sowie eine Zöliakie ausgeschlossen sein. Der Hauptunterschied zur Zöliakie besteht darin, dass bei der Glutensensitivität vom Immunsystem keine Antikörper ausgeschüttet werden, die körpereigenes Gewebe angreifen. Damit ist das Krankheitsbild bei einer Glutensensitivität nicht so schwerwiegend wie bei einer Zöliakie. Symptomatisch stehen vor allem Verdauungsprobleme nach dem Verzehr von Gluten im Vordergrund.

Testmöglichkeiten
Um zu überprüfen, ob eine Zöliakie vorliegt, gibt es verlässliche Testverfahren. Dazu werden über eine Blutprobe die **Autoantikörper »Transglutaminase-IgA«** sowie **»Endomysium-IgA«** gemessen. Diese beiden Werte sind die Tests der ersten Wahl.

Bei einigen Zöliakie-Betroffenen kann es sein, dass generell keine Antikörper des IgA-Typs produziert werden. Deshalb sollte zusätzlich auch unbedingt die Gesamtzahl der Immunglobuline A, **»Gesamt-IgA«**, gemessen werden. Wenn genügend Antikörper vom Typ A gebildet werden, dann sind auch die beiden oben genannten Werte als sehr zuverlässig anzusehen. Liegt ein genereller IgA-Mangel vor, dann sollten die **IgG-Antikörper** (Immunglobulin G) bestimmt werden. Dies umfasst das »Transglutaminase-IgG« sowie das »Gliadin-IgG«.

Alle beschriebenen Bluttests können in der Regel beim Hausarzt durchgeführt werden. Zur Bestätigung der Zöliakie-Diagnose eignet sich eine Magenspiegelung, bei der Gewebeproben aus dem Zwölffingerdarm entnommen werden (Biopsie). Da bei einer Zöliakie körpereigene Zellen angegriffen werden, kann anhand der Gewebeprobe eine Schädigung der Darmschleimhaut gut erkannt werden.

Wichtig bei diesen Testverfahren ist, dass sie **unter glutenhaltiger Ernährung** stattfinden. Wird eine glutenfreie Diät durchgeführt, so sinken die Antikörper ab und können eventuell nicht mehr nachgewiesen werden.

Bei einer Glutensensitivität ist der Nachweis bedeutend schwieriger. Zuerst müssen eine Zöliakie sowie eine Weizenallergie ausgeschlossen sein. Wenn der Patient dann durch einen etwa zweiwöchigen Verzicht auf Gluten merkt, dass sich die Symptome deutlich verringern, so kann von einer Glutensensitivität gesprochen werden. Der Test ist also nur über eine Auslassdiät, das Weglassen von Gluten, möglich.

Es wird inzwischen vermutet, dass es gar nicht unbedingt Gluten ist, das die Verdauungsbeschwerden verursacht, sondern dass andere Bestandteile im Weizen dafür verantwortlich sind: zum Beispiel

FODMAPS (Fermentierbare Oligo-, Di- und Monosaccharide sowie Polyole, das sind vergärbare Einfach-, Zweifach- und Mehrfachzucker sowie mehrwertige Alkohole) oder auch Resistenzgene, die in den letzten Jahrzehnten in den Weizen hineingezüchtet wurden.

Ernährung bei Zöliakie und Glutensensitivität
Wie oben beschrieben, sollten bei Zöliakie glutenhaltige Nahrungsmittel völlig gemieden werden, da das Immunsystem sonst körpereigene Zellen angreift.

Bei einer Glutensensitivität ist eine glutenfreie Ernährung ebenfalls sehr hilfreich, jedoch wirken sich Ernährungsfehler nicht so stark aus wie bei einer Zöliakie.

Generell kommt Gluten in bestimmten **Getreidesorten** vor. Die wichtigsten Sorten sind:
- Weizen
- Roggen
- Gerste
- Dinkel
- Grünkern
- Hafer (abhängig von der Haferart)

Als glutenfreies Produkt darf jedes Lebensmittel deklariert werden, das weniger als 2 mg Gluten pro 100 g enthält. Eine übermäßige Reaktion auf Gluten ist häufig auch dadurch begründet, dass die heutigen Getreidesorten stark hochgezüchtet sind und bis zu fünf Mal mehr Gluten enthalten als alte Sorten.

Dazu kommt noch, dass Bäckereien immer häufiger zusätzlich zu stark glutenhaltigem Getreide reines Gluten beimengen, um die Konsistenz der Brotwaren zu verbessern, etwa um die Luftigkeit zu erhöhen. Bei einer derart enormen Menge an Gluten ist es dann nicht verwunderlich, dass der Darm irgendwann überfordert ist.

Es gibt auch Getreide- bzw. Pseudogetreidesorten, die von Natur aus kein Gluten enthalten. Diese sind:
- Reis
- Mais
- Hirse
- Buchweizen
- Amaranth
- Quinoa
- Teff (Zwerghirse)

Auch wenn keine Zöliakie oder Glutensensitivität vorliegen, stellt sich grundsätzlich die Frage, inwiefern Gluten für eine gesunde Ernährung überhaupt notwendig ist. Für die Verarbeitung in der Industrie ist Gluten sicherlich ein nützliches Hilfsmittel, vor allem wegen der Klebe-Eigenschaften. Aber genau diese Klebrigkeit, dazu die hochgezüchteten Sorten sowie extra zugesetztes Gluten machen dem Darm bei der Verdauung sehr zu schaffen. Deshalb sollte Gluten bei einer Reizdarm-Erkrankung sowie bei Verdauungsproblemen von Grund auf gemieden werden. Selbst im Fall einer Verträglichkeit von Gluten finde ich eine Reduktion von glutenhaltigen Nahrungsmitteln im täglichen Speiseplan im Allgemeinen sinnvoll.

2.1.4 Histamin

Für Leute mit Laktoseintoleranz ist gleich ersichtlich, welche Nahrungsmittel gemieden werden sollten. Ob ein Produkt Milch enthält, ist in der Zutatenliste vermerkt und wird oft sogar mit fett geschriebenen Buchstaben hervorgehoben. Auch ist der Laktosegehalt eines Produkts nach einigen Tagen Lagerung noch genauso hoch wie direkt nach der Herstellung. Bei Histamin dagegen ist die Sache bedeutend komplexer, da es keine eindeutige Klassifikation für histaminhaltige Nahrungsmittel gibt und der Histamingehalt selbst innerhalb eines Produkts stark schwanken kann.

Histamin wird in Blut- sowie Nervenzellen aus der Aminosäure Histidin gebildet und anschließend in den Zellen gespeichert. Durch bestimmte Reize, wie körpereigene Enzyme, Nahrungsmittel, Medikamente, oder durch Entzündungsprozesse kann es freigesetzt werden. Es kommt also ganz natürlich in unserem Körper vor, unabhängig von der Ernährung. Es steckt andererseits aber auch in vielen Lebensmitteln.

Die Unverträglichkeitsreaktionen entstehen, wenn zu viel Histamin im Körper gebildet oder mit der Nahrung aufgenommen wird und es gleichzeitig unzureichend abgebaut wird. Eine Histaminintoleranz entsteht also durch ein Ungleichgewicht zwischen dem anfallenden Histamin und dessen Abbau im Körper. Die **Diaminoxidase** (DAO, Histaminase) ist das wichtigste Enzym, das für den Abbau von Histamin verantwortlich ist. Da bei der Histaminintoleranz das Immunsystem nicht beteiligt ist, gehört sie zur Gruppe der Intoleranzen und ist keine Allergie.

Die Symptome einer Histaminintoleranz können bei jedem Menschen vollkommen unterschiedlich sein, deswegen ist der Weg zur Diagnose oft lang. Bei allen Betroffenen gleichermaßen kommen häufig vor: Kopfschmerzen, Hautrötungen (»Flush«), Jucken auf der Haut, eine laufende oder verstopfte Nase sowie Magen-Darm-Beschwerden. Die Symptome gleichen meist jenen einer Allergie, einer Lebensmittelvergiftung oder Erkältung.*

Die Bestimmung der Ursache ist auch hier sehr wichtig, um gezielt gegensteuern zu können. Mögliche Ursachen sind:
- Eine angeschlagene Darmflora (Dysbiose)
- Medikamente (die Histamin freisetzen oder das DAO blockieren und damit den Abbau von Histamin hemmen)
- Nahrungszusatzstoffe (wie bei Medikamenten: Freisetzung von Histamin oder Blockierung des DAO)

---

*Sehr gute Informationen über Symptome, Diagnose sowie weiterführende Links zur Histaminintoleranz sind auf der Internetseite der »Schweizerischen Interessengemeinschaft Histamin-Intoleranz« zu finden, *www.histaminintoleranz.ch*

- Allergien (Nahrungsmittel, Pollen usw.)
- Akute oder chronische Entzündungen
- Hormonelle Umstellungen oder Dysbalancen
- Parasiten oder Viren
- Genetische Veranlagung

Im Zusammenhang mit einer Histaminintoleranz sollte vor allem beachtet werden, dass Histamin auch ein **Entzündungsmediator** ist. Dies bedeutet, dass ein Übermaß an Histamin eine Entzündung einleiten oder eine bereits vorhandene Entzündung aufrechterhalten kann. Das betrifft Entzündungen überall im Körper, insbesondere aber im Darm, und kann zu einem Leaky Gut Syndrom (durchlässige Darmschleimhaut) führen oder dieses Syndrom verstärken (siehe *Kapitel 3.1.3 Leaky Gut Syndrom*).

Als Medikament bei einer Histaminintoleranz wird oft ein Antihistaminikum eingesetzt. Es blockiert die Histaminrezeptoren und wirkt damit nicht direkt gegen das Histamin. Deshalb kann es auch nicht den Histaminspiegel im Körper senken, sondern unterdrückt lediglich die auftretenden Symptome.

Ein weiteres Medikament ist »Daosin«. Dieses Präparat soll das Histamin bereits in der Nahrung abbauen, noch bevor es vom Körper aufgenommen wird. Das im Medikament enthaltene DAO-Molekül kann aufgrund seiner Größe nicht durch die Darmwand gelangen. Deshalb muss dieses Präparat vor einer Mahlzeit eingenommen werden, eine nachträgliche Einnahme ist wirkungslos. Nutzlos ist es auch bei Nahrungsmitteln und Substanzen, die als **Histaminliberatoren** gelten (diese setzen körpereigenes Histamin frei).

Antihistaminika und »Daosin« können in Situationen, in denen eine histaminarme Diät nicht möglich ist, sinnvoll sein. Da diese Präparate jedoch nur die Symptome unterdrücken, ist eine histaminarme Ernährung unumgänglich. Insbesondere, um die Entstehung oder Verstärkung von Entzündungen im Körper zu vermeiden. Langfristig sollten die oben genannten möglichen Ursachen eingehend untersucht werden, um den Auslöser der Histaminintoleranz ausfindig zu machen.

Neben dem Enzym DAO ist der zweitwichtigste Abbauweg für Histamin die Histamin-N-Methyltransferase (HNMT). Ist der Abbau über HNMT verringert oder blockiert, spricht man von einer **Mastozytose** (Mastzellaktivierungserkrankung). Diese Erkrankung ist in ihrem Erscheinungsbild der Histaminintoleranz ähnlich. Hier funktioniert der Abbau des Histamins aus der Nahrung mittels DAO meist gut, sodass histaminhaltige Nahrungsmittel gut vertragen werden. Dagegen bereiten aber Lebensmittel Probleme, die für eine verstärkte Histaminausschüttung im Körper sorgen. Manche Organe, wie beispielsweise das Gehirn oder die Haut, bauen das anfallende Histamin vorrangig über die HNMT ab. Eine HNMT-Störung zeigt sich deshalb durch Symptome, die mit diesen Organen in Verbindung stehen, wie Müdigkeit, schlechter Schlaf, Erschöpfung, Hautprobleme und vieles mehr. Da diese Erkrankung selten vorkommt, soll sie hier nur am Rande erwähnt werden. Jedoch hat die Diagnose auf Mastozytose schon einigen Histaminbetroffenen weitergeholfen, bei denen das Krankheitsbild nicht eindeutig zugeordnet werden konnte.

Um Histamin abzubauen, benötigt das Enzym Diaminoxidase (DAO) bestimmte Hilfsstoffe, auch **Cofaktoren** genannt. Dazu zählen:
- Kupfer
- Vitamin C
- Zink
- Vitamin B6

Diese Cofaktoren können als Nahrungsergänzungsmittel eingenommen werden und unterstützen die Fähigkeit des Körpers, Histamin abzubauen. Viele Betroffene berichten von einer deutlichen Verbesserung ihrer Histaminintoleranz durch die Einnahme dieser Ergänzungsmittel. Vitamin B1 (Thiamin) sollte jedoch bei einer Histaminintoleranz gemieden werden, da es den Histaminabbau hemmt. Dies ist besonders bei der Einnahme von Vitamin-B-Komplexpräparaten zu beachten, da diese häufig auch Vitamin B1 enthalten.

Grundsätzlich gilt auch hier: Wenn eine Histaminintoleranz nicht angeboren ist, so ist sie lediglich die Folge einer anderen Erkrankung.

Testmöglichkeiten
Ob eine Histaminintoleranz vorliegt, lässt sich nicht durch einen einzigen Test ermitteln. Der aktuelle Goldstandard ist die **Auslassdiät** (Eliminationsdiät). Dabei werden für eine bestimmte Zeit alle stark histaminhaltigen Lebensmittel sowie Histaminliberatoren gemieden. Auch auf Medikamente sollte geachtet werden, da diese ebenfalls Histaminliberatoren sein können. Während der Auslassdiät wird ein Symptom- und Ernährungstagebuch geführt. Dieses sollte anschließend mit einem Arzt oder Therapeuten ausgewertet werden. Wenn sich die Symptome während der Histaminkarenz deutlich verringern, dann liegt wahrscheinlich eine Histaminintoleranz vor. Die Schwierigkeit ist jedoch, dass Histamin in allen Lebensmittelkategorien zu finden ist und sich der Histamingehalt selbst in gleichen Nahrungsmitteln verändern kann. Deshalb ist eine Auslassdiät bei einer Histaminintoleranz nicht immer einfach durchzuführen.

Nach der Karenzphase kann ein **Provokationstest** erfolgen. Dazu werden bewusst histaminreiche Nahrungsmittel gegessen und geschaut, ob die Symptome zurückkommen. Dieser Test sollte aber, je nach aktuellem gesundheitlichem Befinden, in Absprache mit dem Arzt erfolgen. Meist ist der Provokationstest gar nicht mehr notwendig, denn häufig wird schon durch die Karenzphase klar, ob eine Histaminintoleranz besteht.

Der vermutlich am häufigsten gemessene Parameter bei Verdacht auf Histaminintoleranz ist die Diaminoxidase im Blut, der »**DAO-Blutwert**«. Allerdings ist die Aussagekraft dieses Werts beschränkt. Er kann zeitlich starken Schwankungen unterliegen, sodass die erste Messung einen sehr niedrigen Wert ergibt und bei einer zweiten Messung ein normaler Wert entsteht. Ferner lässt der DAO-Wert keinen Rückschluss zu, wie viel DAO im Darm gebildet wird. Bei der Verdauung kommt es aber auf das DAO im Darm und nicht im Blut an.

Schließlich gibt es auch **Gentests**, die eine Histaminintoleranz bestimmen sollen. Da jedoch mehrere Gene am Histaminstoffwechsel beteiligt sind, müsste jedes Gen untersucht werden, um eine zuverlässige Aussage zu treffen. Allerdings gibt es nicht für jedes Gen die entsprechenden kommerziellen Tests und Gentests sind generell sehr teuer. Ohnehin werden Histaminintoleranzen meist nicht vererbt, sondern im Lauf des Lebens erworben. Bei einer erworbenen Histaminintoleranz wäre ein Gentest nicht sinnvoll, da er nur die vererbte genetische Disposition einer Histaminabbaustörung untersucht.

Weitere Tests wie eine Histamin-Messung im Stuhl beziehungsweise im Urin oder ein Hauttest bieten ebenfalls nur eine sehr geringe Zuverlässigkeit und sollten nicht zur Diagnose herangezogen werden.

Ernährung bei Histaminintoleranz
Die Ernährung bei einer Histaminintoleranz ist ein schwieriges Thema. Denn ein Lebensmittel, das heute noch fast kein Histamin enthält, kann schon zwei Tage später zur »Histaminbombe« werden. Meist bestimmt die Frische eines Lebensmittels die Verträglichkeit: **Je frischer, desto weniger Histamin.**

Folgende Grundsätze können hilfreich sein:
- Übrig gebliebene und wiederholt aufgewärmte Speisen können Probleme bereiten.
- Histamin ist gegenüber Hitze und Kälte unempfindlich. Deshalb kann es weder durch Braten, Backen, Kochen oder Tiefkühlen zerstört werden.
- Speisen und Getränke sollten nicht zu heiß verzehrt werden, da dies zur Ausschüttung von Mastzellen sowie den entsprechenden Symptomen führen kann.
- Alkohol sollte gemieden werden, da er das histaminabbauende Enzym DAO hemmt.

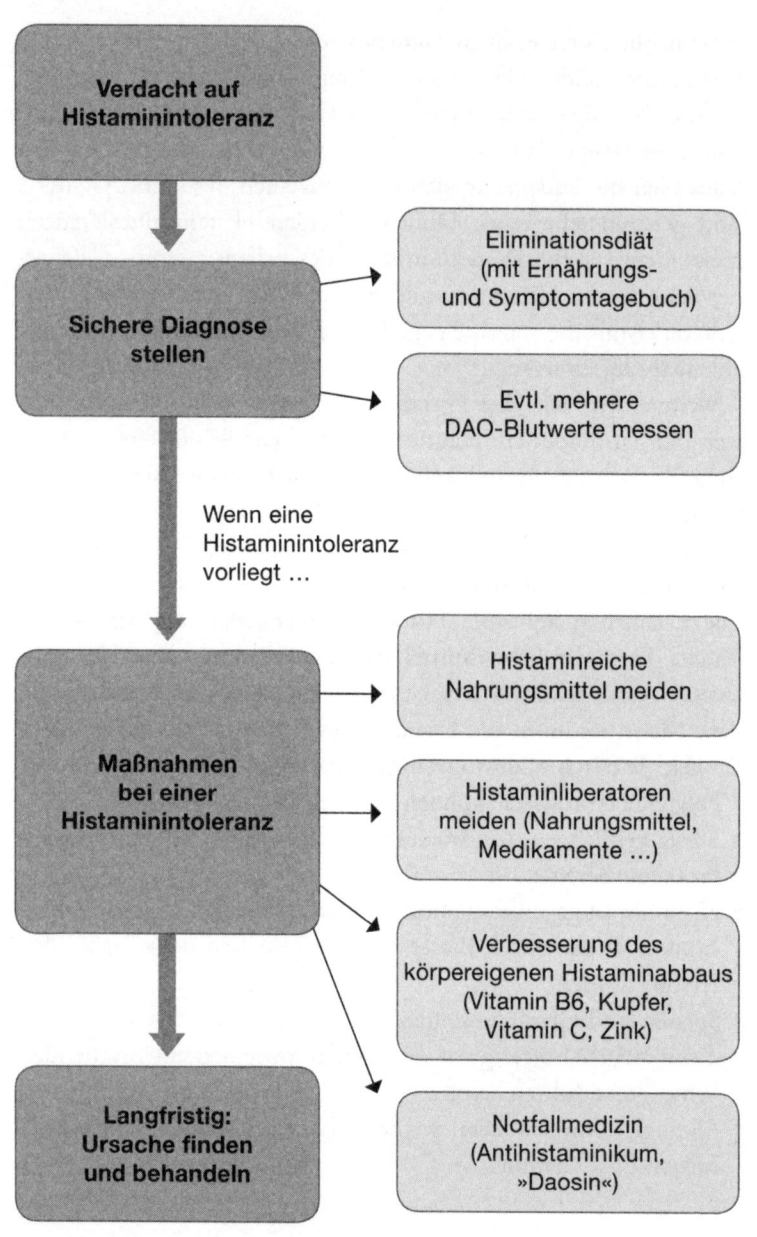

Abb. 8: Vorgehen bei einer Histaminintoleranz

Bestimmte Nahrungsmittel enthalten generell viel Histamin. Dazu zählen unter anderem:
- Käse (insbesondere Hartkäse – je länger gereift, desto mehr Histamin)
- Eingelegte oder konservierte Lebensmittel
- Geräuchertes Fleisch, Schinken, Salami etc.
- Die meisten Fischprodukte
- Sojaprodukte
- Sauerkraut
- Spinat
- Hefe, Bäckerhefe, Bierhefe

Diese Liste ist nicht annähernd komplett, sie soll lediglich einen kurzen Überblick bieten. Im Internet finden sich inzwischen viele detaillierte Auflistungen zum Histamingehalt in Lebensmitteln.*

Neben den histaminreichen Lebensmitteln selbst gibt es Produkte, welche die Freisetzung von körpereigenem Histamin fördern (Histaminliberatoren). Hier einige Nahrungsmittel, die infrage kommen bzw. die das histaminabbauende Enzym Diaminoxidase (DAO) blockieren und deshalb bei einer Histaminintoleranz Beschwerden verursachen können:
- Tomaten
- Kakao und Schokolade
- Zitrusfrüchte wie Orangen, Grapefruits und Zitronen
- Papaya, Ananas, Erdbeeren und Kiwi
- Nüsse
- Schalentiere
- Hülsenfrüchte

---

*Im Libase-Forum (Internetportal für Laktoseintoleranz und Nahrungsmittelunverträglichkeiten) wurde dazu eine sehr gute, umfangreiche Liste erstellt, zu finden unter *www.libase.de* oder per Internet-Suchmaschine mit den Stichworten »Libase Histamin Verträglichkeitsliste«.

- Alkohol (blockiert DAO)
- Bestimmte Teesorten: schwarzer und grüner Tee, Matetee (blockieren DAO)
- Energydrinks (blockiert DAO)

Wurde eine Histaminintoleranz festgestellt oder gibt es einen Verdacht darauf, ist es am Anfang oft sehr schwierig, die unverträglichen Lebensmittel auszumachen. Deshalb kann die Hilfe eines Fachmanns oder einer Fachfrau in Form einer Ernährungsberatung eine sinnvolle Ergänzung sein.

2.2 Allergie oder Intoleranz: Tests für Nahrungsmittelunverträglichkeiten

Neben den bereits erwähnten Testmöglichkeiten für Milchprodukte, Fruktose, Gluten und Histamin in den vorangegangenen Kapiteln gibt es weitere Methoden, um unverträglichen Lebensmitteln auf die Spur zu kommen.

Ein häufig verwendeter, aber gleichzeitig sehr umstrittener Lebensmittel-Antikörpertest ist der **IgG-Test** (beispielsweise unter dem Namen »**Pro Immun M**« bekannt). Damit kann bei bis zu 300 Lebensmitteln überprüft werden, ob eine Reaktion des Immunglobulin G (IgG) auf ein bestimmtes Nahrungsmittel stattfindet. Der Test wird jedoch von mehreren deutschen Allergologenverbänden kritisiert. Denn der Körper reagiert (auch bei gesunden Personen) beim Kontakt mit fremden Proteinen immer mit der Bildung spezifischer IgG-Antikörper. Deshalb sagt eine IgG-Antikörpermessung lediglich aus, ob es einen verstärkten Kontakt mit dem Nahrungsmittel gab. Er gibt aber keine Auskunft darüber, ob es unverträglich ist.

Aus der Praxiserfahrung berichten einige Therapeuten, dass es den Patienten häufig besser geht, wenn sie die laut IgG-Test unverträglichen Nahrungsmittel weglassen. Es ist gut möglich, dass auf der Liste der unverträglichen Lebensmittel auch jene dabei sind, die Probleme bereiten, und sich deshalb eine Besserung einstellt.

Natürlich wäre es eine schöne Vorstellung, wenn man einfach 300 Lebensmittel testet und danach exakt sagen könnte, welches davon unverträglich ist und welches nicht. Aber so einfach ist es in der Realität leider nicht. Denn der IgG-Antikörpertest betrachtet nur die Reaktion des Immunsystems. Wenn jedoch eine Unverträglichkeit aufgrund einer Entzündung oder einer Enzymstörung im Darm entsteht, dann macht eine Messung der Reaktion des Immunsystems überhaupt keinen Sinn. Deshalb ist auch hier die Unterscheidung zwischen einer Allergie und einer Intoleranz so wichtig (siehe *Abbildung 4* in *Kapitel 2*).

Da IgG-Antikörper zum Nachweis einer Allergie generell nicht geeignet sind und der Test keine Unverträglichkeiten aufgrund von Enzymstörungen berücksichtigt, ist der **IgG-Antikörpertest zur Diagnose von unverträglichen Nahrungsmitteln nicht geeignet.** Insbesondere Enzymstörungen sind aber für einen Großteil der Unverträglichkeiten verantwortlich, wie zum Beispiel bei einer Histamin-, Laktose- oder Fruktoseintoleranz. Damit werden dem Patienten in der Auswertung des IgG-Tests vollkommen falsche Angaben über die Verträglichkeit von Nahrungsmitteln gemacht.

Um eine **Allergie auf Nahrungsmittel** zu untersuchen, eignen sich andere Testverfahren bedeutend besser, etwa der Pricktest auf der Haut oder der RAST-Test auf IgE-Antikörper. Diese Testverfahren können entweder beim Hausarzt oder bei einem Dermatologen durchgeführt werden. Es sollte aber auch hier wieder darauf geachtet werden, dass diese Tests lediglich Allergien aufdecken und keine Intoleranzen berücksichtigen.

Echte Allergien sind recht selten im Vergleich zu nichtallergischen Reaktionen. Der Vorteil eines Allergietests ist, dass auch Kreuzallergien berücksichtigt werden. Wenn zum Beispiel eine Pollenallergie vorliegt, so kann es sein, dass daraufhin auch manche Nahrungsmittel nicht mehr vertragen werden. Der Grund dafür ist, dass bestimmte Lebensmittel ähnliche Strukturen haben wie die Allergene. Die Kreuzreaktion entsteht, weil das Immunsystem die ähnlichen

Strukturen erkennt und dementsprechend bekämpft. Beispielsweise vertragen viele Birkenpollenallergiker keine Äpfel.*

Selbsttests für zu Hause werden mittlerweile rege beworben. Jedoch sind diese meist nicht aussagekräftig und führen zu einem völlig falschen Testergebnis. Oft stehen nur sehr vereinfachte Testverfahren dahinter, die bestenfalls einen groben Hinweis auf Nahrungsmittelunverträglichkeiten liefern. Schlimmstenfalls wird dann auf Basis eines falschen Testergebnisses eine Diät eingehalten, die überhaupt nicht notwendig wäre und auch zu keiner Verbesserung des Gesundheitszustands führt.

Abgesehen von Allergien und Intoleranzen können Unverträglichkeitsreaktionen entstehen, weil der Darm generell gereizt und »aufgewühlt« ist. Wenn zum Beispiel im Darm eine Entzündung vorherrscht, er übermäßig mit Candida-Pilzen besiedelt oder die Darmflora vollkommen aus dem Gleichgewicht geraten ist, dann hat dieses Krankheitsgeschehen auch starke Auswirkungen auf die Verdauungstätigkeit. In diesem Fall kann eine **Stuhldiagnostik**, die den Zustand des Darms analysiert, Klarheit über die Unverträglichkeit von Nahrungsmitteln bringen. Insbesondere, wenn Allergie- und Intoleranztests nicht weitergeholfen haben. Solange sich der Darm in einem schlechten Zustand befindet, wird auch die Verdauungsleistung in Mitleidenschaft gezogen und bestimmte Nahrungsmittel können dann zu Beschwerden führen.

In Tabelle 3 sind die derzeit besten Testverfahren (Goldstandard) noch einmal zusammengefasst. Doch die besten »theoretischen« Testverfahren nützen nicht viel, wenn ein Nahrungsmittel im Alltag trotzdem immer wieder Beschwerden bereitet. Deshalb ist die sicherste Testmöglichkeit für eine Nahrungsmittelunverträglichkeit eine sorgfältig durchgeführte Auslassdiät, bei der die als unverträglich vermuteten Produkte für eine bestimmte Zeit beim Essen komplett weggelassen werden. Manchmal ist anschließend ein

---

*Eine Übersicht von Allergenen und deren Kreuzreaktionen mit Nahrungsmitteln ist beispielsweise unter *www.allergiecheck.de/allergie/nahrungsmittelallergie.html* zu finden.

Provokationstest ratsam, bei dem die vermutlich unverträglichen Nahrungsmittel bewusst wieder gegessen werden und man auf die Reaktion achtet. Bei der Auslassdiät sollte ein **Ernährungs- und Symptomtagebuch** geführt werden, damit letzten Endes eine strukturierte Auswertung der Unverträglichkeit möglich ist.

UNVERTRÄGLICHKEIT	DERZEIT BESTE TESTMÖGLICHKEIT
Laktoseintoleranz	• H2-Atemtest
Milcheiweiß-Allergie	• Pricktest auf der Haut sowie RAST-Test auf IgE-Antikörper • dazu Auslassdiät (evtl. mit Provokationstest)
Fruktoseintoleranz	• H2-Atemtest
Glutenunverträglichkeit (Zöliakie)	• Blutprobe auf: Transglutaminase-IgA Endomysium-IgA Gesamt-IgA • Biopsie
Glutensensitivität	• Auslassdiät
Histaminintoleranz	• Auslassdiät • evtl. mehrere DAO-Blutwerte

Tabelle 3: Die besten Testmöglichkeiten für die jeweilige Unverträglichkeit

2.3 Ernährungstipps

Die Ernährung nimmt bei einer Reizdarm-Erkrankung und Nahrungsmittelunverträglichkeiten einen ganz besonderen Stellenwert ein. Allerdings ist diese Thematik mehr als komplex. Ständig gibt es neue Ernährungstrends, von Paleo-Ernährung über Superfood und Slow-Food bis hin zu den unterschiedlichsten Super-Diäten. Und kaum hat man sich interessehalber mit einem Trend näher beschäftigt, wartet auch schon der nächste Ernährungshype, den man auf keinen Fall verpassen sollte.

Beim Thema Ernährung stellt sich erst einmal generell die Frage: Warum essen wir überhaupt? Im Idealfall sollte eine gute Ernährung zwei Ziele verfolgen: Zum einen sollte sie uns auf der körperlichen Ebene mit vielen verschiedenen, hochwertigen Nährstoffen versorgen. Zum anderen, und das ist die seelische Ebene, sollte uns die Nahrung guttun und schmecken.

Bei Menschen mit Reizdarm und Nahrungsmittelunverträglichkeiten kommen zwei weitere Aspekte hinzu: **Die Nahrung sollte verträglich und leicht verdaulich sein.** Selbst das gesündeste Nahrungsmittel kann großen Schaden anrichten, wenn es vom Körper nicht vertragen wird. Und da es dem Darm bei einer Reizdarm-Erkrankung nicht gut geht, ist es wichtig, ihn bei der Verdauung bestmöglich zu unterstützen.

Eine leichtere Verdaulichkeit wird häufig erreicht, indem die Nahrung gekocht wird. So gesund in der Theorie ein Salat, rohes Gemüse oder ungekochtes Getreide sein mögen, wenn es aufgrund der schweren Verdaulichkeit nicht gut vertragen wird, dann sollte es gemieden werden.

Bei Reizdarm und Nahrungsmittelunverträglichkeiten muss man sich von der dogmatischen, generellen Einteilung der Lebensmittel in »gesund« und »ungesund« lösen: Gesunde Lebensmittel, die nicht vertragen werden, sind ungesund!*

Um das Verdauungssystem optimal zu unterstützen, ist **gründliches Kauen** unerlässlich. Es gibt sicherlich spannendere Dinge, als jeden Bissen etwa 30 Mal zu kauen. Aber es ist eine einfache und wirkungsvolle Methode, dem Verdauungssystem viel Arbeit abzunehmen. Allein durch gutes Kauen werden die Verdauungsprobleme zwar nicht verschwinden – aber es ist ein wichtiger Baustein im gesamten Genesungsprozess und sollte deshalb zur festen Gewohnheit werden.

Was ein angeschlagenes Verdauungssystem ebenfalls nicht mag, sind **zu große Portionen sowie zu viele verschiedene Nahrungsmittel in einer Mahlzeit** zusammen, wie zum Beispiel bei einem 5-Gänge-Menü. Portionsgrößen weit über das normale Maß hinaus sind schon für den gesunden Verdauungstrakt eine große Herausforderung. Eine geschwächte Verdauung wird damit aber vollkommen überfordert sein.

Auch wenn es schwerfallen mag, bei leckeren Speisen mit dem Essen eher aufzuhören, kann dies eine enorme Erleichterung für die Verdauungsorgane bedeuten. So etwa kann man eine große Mahlzeit in zwei kleine Portionen aufteilen und die zweite Hälfte später essen. Woher weiß man aber, wann eine Portion das »normale« Maß übersteigt? Dafür gibt es keine Zahlen, Gewichtsangaben oder Ähnliches, da jeder Mensch unterschiedliche Nahrungsmengen benötigt und verträgt. Hier helfen nur die Signale des Körpers. Wenn sich nach einer Mahlzeit aufgrund der Portionsgröße (nicht aufgrund

---

*Eine hilfreiche App ist »All I can eat – Lebensmittelintoleranz-Liste«. Damit kann bei Nahrungsmittelunverträglichkeiten überprüft werden, was verträglich ist. Besonders beim Einkauf oder im Restaurant ist dies nützlich, da man die Informationen jederzeit auf dem Handy verfügbar hat. Die App ist für Apple wie auch für Android erhältlich.

von Unverträglichkeiten) Unwohlsein und gesundheitliche Probleme einstellen, dann war es wahrscheinlich zu viel.

Außerdem sollten größere Mengen an rohem Gemüse und Salat am Abend vermieden werden. Aufgrund des ungekochten Zustands ist dies schwerer verdaulich, liegt dann nachts im Darm und führt dort zu Gärungsprozessen.

Die Therapie einer Reizdarm-Erkrankung kann maßgeblich unterstützt werden, wenn die folgenden Grundsätze bei der Ernährung und Lebensführung im Alltag beachtet werden:
- Gründliches Kauen (mindestens 30 Mal pro Bissen).
- Die Portionen sollten nicht zu groß sein.
- Nicht zu viel durcheinanderessen.
- Spätes Essen am Abend vermeiden (spätestens vier Stunden vor dem Zubettgehen sollte nichts mehr gegessen werden).
- Die Lebensmittel müssen verträglich sein.
- Die Nahrung sollte leicht verdaulich sein.

Die Kennzeichnungspflicht von Lebensmitteln erleichtert die Lebensmittelauswahl deutlich. Lesen Sie daher die Zutatenliste genau durch. Dass die Kennzeichnungspflicht neben Allergenen mittlerweile auch unverträgliche Nahrungsmittel umfasst, zeigt deutlich, wie weit verbreitet Nahrungsmittelintoleranzen bereits sind.

Damit man die besten Voraussetzungen zum Erhalt der Gesundheit schafft, sollten **Nahrungsmittel von höchstmöglicher Qualität** verwendet werden. Und zwar so hochwertige, wie man es sich leisten kann. Dabei sind Produkte mit dem EU-Biosiegel (bestehen zu mindestens 95 Prozent aus Rohstoffen kontrollierter biologischer Landwirtschaft) sicherlich ein Anfang. Es gibt Anbauverbände wie Demeter, Bioland oder Naturland, die qualitativ noch weit über die EU-Biorichtlinie hinausgehen.

Die Vorteile von biologischen Lebensmitteln wirken gleich in zwei Richtungen: Es sind bedeutend mehr Nährstoffe und gleichzeitig viel weniger Schad- und Giftstoffe enthalten. Lebensmittel aus der industriellen Landwirtschaft sind dagegen von wesentlich schlechterer Qualität. Dies ist aus betriebswirtschaftlicher Sicht aufgrund der extrem niedrigen Discounterpreise auch gar nicht anders möglich. Der Preis für einen Salatkopf bewegt sich häufig im Cent-Bereich. Von diesem Verkaufspreis müssen aber alle Kosten gedeckt werden – für die Saat, den Dünger, die Pflege beim Wachstum, die Ernte, den Transport in den Laden und vieles mehr. Letztendlich soll dabei sogar noch ein Gewinn erwirtschaftet werden.

Jeder entscheidet selbst, welche Lebensmittel im Einkaufskorb landen. Um aber eine bewusste und gute Entscheidung beim Lebensmittelkauf zu treffen, sollten die Hintergründe über die unterschiedlichen Qualitätsstandards bekannt sein. Und Qualität bedeutet nicht, dass die Tomate besonders schön rot ist, sondern sie definiert sich durch das, was (nicht sichtbar) an Nährstoffen enthalten ist und an Giftstoffen vermieden wurde.

Da bei Menschen mit Reizdarm und Nahrungsmittelunverträglichkeiten der Verdauungstrakt sowieso schon angeschlagen ist, spielt die Qualität von Lebensmitteln eine außerordentlich wichtige Rolle. Wie soll eine Heilung Erfolg haben, wenn der Körper nicht genügend »Bausteine« zur Verfügung hat, mit denen er (neben den »normalen« Prozessen) Beschädigtes reparieren und aufbauen kann? Der Körper zieht keine Grenze, wo Nahrung aufhört und Medizin anfängt. Bereits Hippokrates wies darauf hin: »Lass die Nahrung deine Medizin sein und Medizin deine Nahrung!« Die hochwertigste Nahrung ist gerade gut genug und stellt damit eine Art Medizin dar – nur eben nicht in Tablettenform!

Nach der Diagnose »Nahrungsmittelunverträglichkeit« ist häufig nicht klar, was denn noch gegessen werden darf und was gemieden werden sollte. An diesem Punkt kann eine **Ernährungsberatung** hilfreich sein. Dabei sollten Sie vorab bei der Krankenkasse anfragen, ob eine Kostenübernahme möglich ist.

Der Begriff »Ernährungsberater« ist nicht geschützt. Ein guter Berater kann jedoch ein Zertifikat von einem Berufsverband vorweisen, wie beispielsweise vom BerufsVerband Oecotrophologie (VDOE), vom Verband der Diätassistenten (VDD), von der

Deutschen Gesellschaft für Ernährung (DGE) oder vom Deutschen Allergie- und Asthmabund (DAAB).*

Um unverträgliche Nahrungsmittel schneller aufzuspüren, kann ein **Ernährungstagebuch** vorteilhaft sein. Darin wird für einen bestimmten Zeitraum (etwa ein bis zwei Wochen) notiert, welche Nahrungsmittel konsumiert werden und ob nach dem Essen Beschwerden auftreten.** Achten Sie bei der Analyse darauf, dass manche Symptome schon nach kurzer Zeit auftauchen können, während sich andere erst viele Stunden später äußern. Es dauert beispielsweise mehrere Stunden, bis eine Mahlzeit im Darm angekommen ist und dort für die Entstehung von Blähungen sorgen kann. Deshalb muss bei manchen Symptomen die Ernährung über etliche Stunden (oder sogar bis zum Vortag) zurückverfolgt werden. Das macht die Suche nach den Auslösern der Beschwerden nicht gerade einfacher.

Es gibt Lebensmittel, die allgemein gut verträglich sind und ein sehr geringes Allergiepotenzial haben. Dazu zählen:
- Reis
- Kartoffeln
- Gekochtes oder gedünstetes Gemüse
- Butter
- Hirse
- Buchweizen
- Glutenfreie Nudeln

---

*Auf der Internetseite des BerufsVerbands Oecotrophologie e.V. gibt es eine Suchfunktion nach Ernährungsberatern in Wohnortnähe, die ein entsprechendes Zertifikat besitzen, *www.vdoe.de/expertenpool.html*
**Ein Ernährungstagebuch wird beispielsweise von der Deutschen Gesellschaft für Ernährung zum kostenlosen Download angeboten, *www.dge-medienservice.de*

Diese kleine Auswahl kann erst einmal hilfreich sein, um eine Basis zu schaffen. Danach können Sie schrittweise weitere Lebensmittel ausprobieren und Ihrer persönlichen Verträglichkeitsliste hinzufügen.*

Als gesunde Öle und Fette möchte ich ganz besonders **Kokosöl sowie Ghee**** empfehlen. Beide Produkte bestehen hauptsächlich aus gesättigten Fettsäuren, die sich auch bei hohen (Brat-)Temperaturen nicht in gesundheitsschädliche Transfettsäuren umwandeln. Weiterhin wirkt Kokosöl gegen Viren (antiviral), gegen Pilze (antifungal) sowie gegen krankmachende Bakterien (antibakteriell). Ghee ist eine Art geklärte Butter oder Butterschmalz. Es wird auch als »Gold der Ayurveda-Medizin« bezeichnet, da es zur Entgiftung beiträgt, die Verdauungsfunktion verbessert und die Abwehrkräfte stärkt. Deshalb sind Ghee und Kokosöl ideale Heilmittel, um eine Reizdarm-Therapie zu unterstützen.

Eine wichtige Rolle innerhalb der Ernährung nimmt **die tägliche Flüssigkeitszufuhr** ein. Da der menschliche Körper zu über siebzig Prozent aus Wasser besteht, ist Wasser die Basis aller Zellen und Prozesse, die im Körper stattfinden. Täglich sollten mindestens 1,5 Liter Wasser getrunken werden. In stressigen Zeiten oder wenn man unterwegs ist, wird oft das Trinken vergessen. Hier kann ein kleiner Trick helfen: Befüllen Sie morgens eine 1,5-Liter-Flasche und halten Sie diese tagsüber in Reichweite. Nehmen Sie immer wieder ein Glas oder einen Schluck davon. Mit dieser sichtbaren Erinnerung schaffen Sie es leicht, ausreichend Flüssigkeit zu tanken. Gleichzeitig haben Sie einen genauen Überblick, wie viel Sie getrunken haben.

---

*Viele Betroffene sind begeistert vom Kochbuch »KochTrotz« von Stefanie Grauer-Stojanovic. Es ist wie eine Art Rezeptbaukasten aufgebaut und auch bei Mehrfach-Unverträglichkeiten geeignet.
**Kokosöl und Ghee sind vor allem in Bioläden erhältlich.

Zur Deckung des Flüssigkeitsbedarfs sollte das Getränk so natürlich wie möglich sein und keinen Zucker oder Süßungsmittel enthalten. Ideale Getränke sind Wasser oder ungesüßter Tee. In Deutschland, Österreich und der Schweiz ist die Qualität des Leitungswassers vergleichsweise sehr gut. Teilweise wird es sogar strenger kontrolliert als Mineralwasser.

Nichtsdestotrotz kann Wasser Dinge enthalten, die dort nichts verloren haben, etwa Anteile an Schwermetallen oder gar Medikamentenrückstände. Da bei Reizdarm gerade auch Schwermetalle eine kritische Rolle spielen, habe ich mich persönlich für einen Wasserfilter mit Aktivkohle und Ionentauscher entschieden. Dieser filtert Kalk, Schwermetalle und Medikamentenrückstände zu mehr als 99 Prozent heraus. Erhältlich sind diese Geräte beispielsweise bei den Firmen Lotus Vita und Maunawai. Das Wasser wird ganz ohne Druck gefiltert (anders als bei Umkehrosmose-Anlagen) und die Filter sind komplett auswechselbar. Dies verringert die Gefahr, dass sich langfristig Keime oder Bakterien ansetzen können.

Ein viel zitiertes Gesundheitsthema, an dem auch Reizdarmpatienten nicht vorbeikommen, ist die **Übersäuerung des Körpers**. Diese wird anhand des pH-Werts im Urin gemessen. Wie der Name schon sagt, handelt es sich dabei um ein Übermaß an Säure. Der Körper benötigt in den Organen sowie für die verschiedenen Stoffwechselprozesse einen bestimmten pH-Wert. Entstehen im Körper langfristig zu viele Säuren und sind die körpereigenen Puffersysteme erschöpft, dann können Krankheiten entstehen.

»Übersäuerung« wird für vielfältige Erkrankungen verantwortlich gemacht, und auch als Reizdarm-Betroffener bekommt man manchmal zu hören, dass die Probleme nur auf Übersäuerung zurückzuführen seien. Wenn es sozusagen so einfach wäre, dann würde sich sämtliche Diagnostik erübrigen und jedem wäre rasch geholfen. Übersäuerung kann unter Umständen einen gewissen Anteil an Krankheiten haben, jedoch ist sie nie die alleinige Ursache.

Gegen eine bestehende Übersäuerung vorzugehen, ist grundsätzlich eine gute Idee, jedoch ist das Wie entscheidend. Häufig werden

Basenpulver auf Carbonatbasis eingesetzt. Diese führen jedoch im Magen dazu, dass die extrem saure Magensäure neutralisiert wird. Damit können einerseits Probleme mit dem Magen entstehen und andererseits werden Krankheitserreger nicht mehr richtig abgetötet. Vor allem aber wird dadurch die Nahrung vom Magen nicht richtig verdaut, da das entsprechend saure Magenmilieu nicht mehr vorhanden ist. Daraufhin wird die schlecht vorverdaute Nahrung weitertransportiert, und am Ende muss alles wieder einmal der Darm ausbaden. Basenpulver richten also oft mehr Schaden an, als sie Nutzen bringen. Bessere Alternativen, um gegen die Übersäuerung vorzugehen, sind der Verzehr von frischem Obst und Gemüse sowie Fuß- oder Vollbäder mit basischem Badesalz.

3 Auf dem Weg zur Heilung: Diagnose- und Therapiemöglichkeiten

Wenn ein Verdacht auf Nahrungsmittelunverträglichkeiten oder Reizdarm vorliegt, dann ist es natürlich nicht ratsam, einfach irgendein beliebiges Magen-Darm-Mittel einzunehmen und darauf zu hoffen, dass die Symptome verschwinden. Dafür ist das Magen-Darm-System viel zu komplex und es kommen viel zu viele unterschiedliche Ursachen infrage. Äußerst wichtig ist deshalb, dass **vor jeder Therapie** eine detaillierte und umfangreiche Diagnostik durchgeführt wird. Gemäß dem weisen Spruch: »Vor die Therapie haben die Götter die Diagnose gesetzt.«

Nahrungsmittelunverträglichkeiten und Reizdarm können bei jedem Menschen völlig unterschiedliche Gründe haben. Deshalb sollte so umfassend wie möglich nach diesen gesucht werden. Eine Diagnose ist also nichts anderes, als die Suche nach der Ursache für die gesundheitlichen Probleme.

In diesem Kapitel werden verschiedene Diagnosemöglichkeiten beschrieben und die darauf aufbauenden Therapiemaßnahmen erläutert. Natürlich gibt es über die genannten Laborwerte hinaus noch viele weitere Parameter und Werte, die getestet werden können, um den Nahrungsmittelunverträglichkeiten auf die Spur zu kommen. Es wäre aber nicht zielführend, wahllos die verschiedensten Laborwerte zu messen. Der Fokus soll auf die für Reizdarmpatienten wichtigsten Parameter gelegt werden.

Von den in der Folge genannten Maßnahmen habe ich fast alle selbst durchgeführt. Beim Austausch mit anderen Betroffenen und Therapeuten hat sich gezeigt, dass sich diese Maßnahmen für viele als hilfreich erwiesen haben. Sie stellen deshalb meiner Meinung nach das Fundament eines strukturierten und tiefgründigen Diagnose- und Therapiekonzepts dar.

Wenn ein (Labor-)Wert sehr auffällig ist und durch die Therapie deutlich verbessert wird, so sagt dies noch nichts über den endgültigen Erfolg der Therapie aus. Denn das Ziel ist nicht, einfach nur den Wert zu verbessern, sondern vor allem, dass die Symptome verschwinden. So erfreulich die Verbesserung eines schlechten Laborwerts auch ist: Wenn die Krankheitssymptome weiterhin bestehen bleiben, dann ist die Ursache des Problems noch nicht gefunden und es muss weitergesucht werden. **Entscheidend ist die Verbesserung des Befindens, nicht die Verbesserung der Werte!**

Bevor eine intensive medizinische Analyse durchgeführt wird, sollte geprüft werden, ob der Körper starken Reizen oder extremen Lebensumständen ausgesetzt ist und möglicherweise dadurch die Nahrungsmittelunverträglichkeiten entstanden sind. Mir ist ein Fall bekannt, bei dem aufgrund einer langjährigen Friseurarbeit eine starke Hautreizung an den Händen auftrat. Durch den täglichen Kontakt mit scharfen Färbemitteln hatte die Haut keine Möglichkeit, sich zu regenerieren, und die Hauterkrankung wurde zusehends schlimmer. Ab einem bestimmten Zeitpunkt gesellten sich Nahrungsmittelunverträglichkeiten dazu, die sich ebenfalls verschlechterten. Nach Beendigung der Friseurtätigkeit heilten die Hautprobleme wie erhofft, und überraschenderweise verschwanden auch die Nahrungsmittelunverträglichkeiten wieder vollständig.

Aus naturheilkundlicher Sicht ist dieser Zusammenhang kein Zufall, denn der Darm und die Haut stehen in einer sehr engen Beziehung zueinander (reflektorisch). Selbst die beste Therapie für Nahrungsmittelunverträglichkeiten hätte hier keinen Erfolg gebracht, solange die Haut täglich einer starken Reizung ausgesetzt war.

Häufig ist der Einsatz von Nahrungsergänzungsmitteln während der Therapie sinnvoll. Hier gibt es inzwischen eine fast unüberschaubare Anzahl an Herstellern. Dies ist für die Patienten einerseits von Vorteil, da eine breite Produktpalette zur Verfügung steht.

Andererseits kann es aber wegen der enormen Menge an unterschiedlichen Angeboten schnell unübersichtlich werden. Es gibt dabei qualitativ große Unterschiede zwischen den einzelnen Produkten. Persönlich habe ich sehr gute Erfahrungen mit dem Mikronährstoffe-Hersteller Pure Encapsulations* gemacht. Diese Produkte enthalten keine allergieauslösenden Zusatzstoffe und sind daher bei Nahrungsmittelunverträglichkeiten besonders gut geeignet. Außerdem wird bei der Auswahl der Wirkstoffe auf die bestmögliche biologische Verfügbarkeit geachtet. Beispielsweise wird bei dem angebotenen Zinkpräparat das viel besser wirksame Zinkpicolinat verwendet anstatt der in anderen Zinkpräparaten häufig eingesetzten Verbindungen Zinkgluconat oder Zinkorotat. Diese haben eine bedeutend schlechtere biologische Verfügbarkeit.[6]

3.1 Das Wichtigste zuerst: Die Stuhldiagnostik

Wie bereits beschreiben, hängen Nahrungsmittelunverträglichkeiten oft direkt mit dem Verdauungstrakt zusammen. Es handelt sich dabei um eine Art Störung bei der Verdauung von Nahrungsmitteln. Der Darm hat dabei eine besondere Bedeutung, denn hier findet neben Verdauungsprozessen der Übergang der Nahrungsbestandteile ins Blut statt (Resorption). Außerdem besitzt der Darm ein komplexes Milieu aus Milliarden von Bakterien, die für die Verdauung unerlässlich sind. Deshalb ist der erste und gleichzeitig wichtigste Schritt auf der Suche nach der richtigen Diagnose eine eingehende Analyse des Darms.

Eine direkte Möglichkeit, dies zu tun, ist eine Darmspiegelung (Koloskopie). Dabei wird über ein Endoskop sehr genau in den Darm eingesehen. Die Untersuchung zeigt auch auf, ob bösartige Veränderungen im Darm vorliegen. Viele Patienten erhoffen sich

---

www.purecaps.net

von der Darmspiegelung eine Lösung für ihre Nahrungsmittelunverträglichkeiten und werden schließlich mit der Diagnose entlassen, dass alles in Ordnung sei. Das heißt, an der Nahrungsmittelunverträglichkeit ändert sich durch die Darmspiegelung nichts.

Eine Untersuchung des Darms nach den Ursachen der Nahrungsmittelunverträglichkeiten ist trotzdem sinnvoll, allerdings muss sie aus einem anderen Blickwinkel stattfinden, nämlich auf einer feineren Mikroebene. Dazu wird nicht der Darm selbst, sondern das Endprodukt der Verdauungsarbeit untersucht, der Stuhl.

Dieses Verfahren ist für den Patienten sehr einfach, schnell und tut nicht weh. Man gibt dazu einfach eine Stuhlprobe ab. Im Labor können daraufhin sehr genaue Analysen über den Gesundheitszustand des Verdauungstrakts erstellt werden. Eine Stuhldiagnostik kann beispielsweise bei einem Heilpraktiker durchgeführt werden. Unbedingt sollte man aber vorab klären, ob alle gewünschten Laborwerte untersucht werden können.

Es ist absolut faszinierend, wie aus einer kleinen Stuhlprobe so viele und exakte Rückschlüsse über die Verdauung getroffen werden können. Unzählige Parameter können analysiert werden, sodass man schnell den Überblick verlieren könnte. Deshalb werden im Folgenden jene Stuhlparameter eingehender erläutert, die meiner Meinung nach am wichtigsten sind und mit denen viele verschiedene Krankheitsbilder aufgedeckt werden können.

Entscheidend ist, alle folgenden Parameter zu untersuchen und keinen Wert wegzulassen. Vielleicht wäre ja gerade dieser Wert der Schlüssel zum Erfolg, und nur aus allen Werten zusammen lässt sich ein schlüssiges Gesamtbild der Darmgesundheit ableiten. Bei der Messung aller Werte auf einmal entsteht kein Mehraufwand, denn alle können anhand von nur einer Stuhlprobe ermittelt werden.

3.1.1 pH-Wert

Eine wichtige Voraussetzung für das reibungslose Funktionieren vieler Prozesse im Darm ist der pH-Wert. Generell wird bei pH-Werten von kleiner als 7,0 von einer sauren, von exakt 7,0 von einer neutralen und von größer als 7,0 von einer basischen (alkalischen) Umgebung gesprochen.

Jedes Organ im Köper hat einen unterschiedlichen pH-Wert. Im Magen herrscht ein extrem niedriger pH-Wert von ca. 1,0 bis 1,5 vor.[7] Wenn Therapeuten den Begriff »übersäuert« verwenden, dann bezieht sich dies normalerweise auf den Urin-pH-Wert. Dieser sollte (überprüft durch mehrere Urin-Messungen am Tag) durchschnittlich 7,0 oder höher sein.

Der Darm hat einen anderen Optimalwert, und dieser sollte auf keinen Fall größer als 7,0 sein. **Anzustreben ist ein pH-Wert von 5,8 bis 6,5.**[8] Der pH-Wert im Darm ist deshalb so wichtig, weil sich viele »gute« Darmbakterien nur in einem bestimmten Milieu wohlfühlen. Dagegen vermehren sich Fäulnisbakterien bei einem alkalischen Wert von über 7,0 besonders gut. Die Ausbreitung dieser Bakterien sollte unbedingt vermieden werden. Deshalb ist es immens wichtig, den pH-Wert des Darms dauerhaft in den gewünschten, oben genannten Bereich zu bringen.

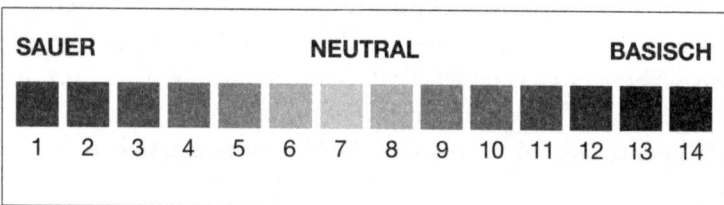

Abb. 9: Die pH-Wert-Skala

Therapie
Eine einfache und doch sehr effektive Methode, den Darm-pH-Wert unter 6,5 zu senken, ist die Gabe von **rechtsdrehender Milchsäure.** Sie ist meist in Form von Tropfen erhältlich und bildet eine gute Grundlage für eine erfolgreiche Darmsanierung.

Einen günstigen Effekt auf den pH-Wert im Darm hat auch die **Einnahme von Darmbakterien.** In einem basischen Milieu können sich die Bakterien zwar schwerer ansiedeln, jedoch hilft die Einnahme von Darmbakterien, die Anzahl der »guten« Bakterien im Darm zu erhöhen und Fäulnisbakterien zurückzudrängen.

Langfristig gesehen sollte es nicht Ziel sein, den Darm-pH-Wert ständig mit Medizin zu korrigieren. Eher stellt sich die Frage, warum der pH-Wert aus dem Gleichgewicht geraten ist. Einer der wesentlichsten Faktoren ist die Ernährung. Grundsätzlich sollten stark säurebildende Nahrungs- und Genussmittel auf ein Minimum reduziert werden, dazu zählen unter anderem Kaffee, Alkohol, Zucker etc. Wer glaubt, diese Mittel könnten hilfreich sein, um den Darm-pH-Wert anzusäuern, der irrt. Sie sorgen vielmehr für eine Übersäuerung des gesamten Körpers, die für verschiedene Krankheiten mit verantwortlich sein kann. Erste Anzeichen können Energielosigkeit, Kopfschmerzen, Müdigkeit, ein schlechtes Hautbild oder Infektanfälligkeit sein.

Neben einer ungesunden Ernährung kann auch eine dauerhaft hohe Eiweißzufuhr zu Fäulnisprozessen im Darm führen, was sich wiederum negativ auf den pH-Wert auswirkt. Wenn ständig Lebensmittel gegessen werden, gegen die eine Unverträglichkeit vorliegt, führt dies ebenso zu einer Verschlechterung des pH-Werts.

3.1.2 Milliarden kleiner Freunde – die Darmbakterien

Beim Essen stellt man sich wahrscheinlich selten die Frage, wie die Nahrung anschließend verdaut wird. Obwohl für uns die Nahrungsaufnahme mit dem letzten Bissen beendet ist, beginnt ab diesem Punkt erst die eigentliche Verdauungsarbeit samt Aufnahme der Nahrungsbestandteile ins Blut.

Damit die Verdauung und Resorption überhaupt stattfinden können, ist der Mensch, neben einigen weiteren Faktoren, auf viele Milliarden kleiner Verdauungshelfer angewiesen – die Darmbakterien. Ohne sie könnten wir nicht existieren und es wäre keine Verdauung der aufgenommenen Nahrung möglich.

Neben der Bezeichnung »Darmbakterien« haben sich inzwischen weitere Begriffe wie »**Darmmikrobiom**« oder »**Probiotika**« etabliert. Letzterer bedeutet »für das Leben«, und Produkte mit dieser Bezeichnung enthalten Bakterienkulturen für den Darm. Das Gegenteil davon sind »**Antibiotika**«, was wörtlich »gegen das Leben« bedeutet. Sie bezeichnen Arzneimittel, die gegen bestimmte pathogene Bakterienarten wirken und diese abtöten sollen. Antibiotika werden eingesetzt, wenn krankmachende Bakterien der Grund für eine Erkrankung sind. Gegen Viren und Pilze sind sie wirkungslos. Da Antibiotika aber nicht nur gezielt gegen eine einzelne schädliche Bakterienart vorgehen, sondern meist ein breites Spektrum an Bakterien abtöten, kann die (häufige) Einnahme zu teils massiven Veränderungen der Darmflora führen. Dies wiederum kann verschiedene Folgekrankheiten nach sich ziehen, insbesondere im Bereich des Verdauungstrakts. Es gibt mittlerweile viele Betroffene, die berichten, dass ihre Reizdarm-Probleme durch eine Antibiotika-Behandlung ausgelöst wurden.

Noch vor einigen Jahren wurde gezweifelt, ob es diese »guten« Bakterien im Darm überhaupt gibt. Inzwischen hat sich die Situation komplett verändert: Auf diesem Gebiet wird intensive

Forschung betreiben, beispielsweise auch darüber, wie Darmbakterien von einem zum anderen Menschen transplantiert werden können. Die Zahl der Anbieter von Produkten mit Darmbakterien ist groß, und Darmbakterien werden sogar Lebensmitteln wie Joghurt künstlich zugesetzt und mit vielen gesundheitsfördernden Eigenschaften beworben.

Trotz der tollen Werbeversprechen sollte man sich bewusst machen, dass Darmbakterien allein meist zur Heilung einer Erkrankung nicht genügen. In der Therapie von Reizdarm und Nahrungsmittelunverträglichkeiten nimmt der Aufbau der Darmflora jedoch einen zentralen Platz ein, denn nicht selten ist die Ursache der Beschwerden eine aus der Balance geratene Darmflora.

Neben der Hauptaufgabe der Verdauung erfüllen Darmbakterien viele weitere wichtige Aufgaben. **Etwa 80 Prozent des gesamten menschlichen Immunsystems befinden sich im Darm.** Da das Immunsystem an sehr vielen Prozessen im Körper beteiligt ist, spielen Darmbakterien auch aus immunologischer Sicht eine sehr wichtige Rolle. Weiterhin sind die Darmbakterien für die Bildung von Vitaminen verantwortlich (insbesondere die B-Vitamine wie B1, B2 und B12) und haben auch einen Einfluss auf die Gewichtsentwicklung. Vor allem bei Patienten mit chronisch-entzündlichen Darmerkrankungen (Morbus Crohn, Colitis ulcerosa) spielen die Darmbakterien eine bedeutende Rolle.

Die bekanntesten und zahlenmäßig größten Arten der Darmbakterien sind die **Laktobazillen sowie die Bifidobakterien.** Dennoch sind im Darm sehr viel mehr als nur diese zwei Arten vorhanden. Bei der Gabe von Darmbakterien ist es deshalb wichtig, dass das Präparat viele verschiedene Bakterienstämme enthält, um ein breites Spektrum abzubilden. Neben der Zufuhr von »guten« Bakterien werden gleichzeitig die schädlichen Bakterien und Pilze im Darm zurückgedrängt.

Vereinfacht gesagt ernähren sich die Darmbakterien von der Nahrung, die wir täglich verzehren. Wird beispielsweise über einen längeren Zeitraum viel Zucker konsumiert, dann stellt das eine hervorragende Nahrungsquelle für die pathogenen, also »schädlichen«

Darmbakterien dar. Diese können sich bei einem entsprechend großen Nahrungsangebot besonders gut vermehren und verdrängen die »guten« Darmbakterien. Denken Sie also bitte stets daran, dass die Ernährung bzw. das Essverhalten einen großen Einfluss auf die Zusammensetzung der Darmflora hat.

Damit langfristig ein erfolgreicher Aufbau der Darmflora gelingt, sollten folgende Faktoren gemieden werden:
- Antibiotika
- Unverträgliche Nahrungsmittel
- Chronischer Stress
- Übermäßiger Verzehr von Zucker und Weißmehlprodukten
- Einseitige Ernährung (vor allem zu viele tierische Produkte)

Therapie
Wenn sich bei einer Stuhlanalyse herausstellt, dass die Darmflora aus dem Gleichgewicht geraten ist und insbesondere Laktobazillen sowie Bifidobakterien in zu geringer Menge vorhanden sind, dann ist eine Zufuhr von Darmbakterien sinnvoll. Das kann über natürlich vorkommende Darmbakterien oder entsprechende Präparate erfolgen. Selbst wenn die Werte in der Stuhlprobe in Ordnung sein sollten, so ist eine Zufuhr von Darmbakterien bei einem Reizdarm oder Nahrungsmittelunverträglichkeiten generell empfehlenswert und hilfreich. Dies setzt allerdings voraus, dass die entsprechenden Nahrungsmittel oder Präparate auch gut vertragen werden.

Eine effektive Möglichkeit, die Darmflora zu unterstützen, besteht in einer Zufuhr von natürlich vorkommenden Darmbakterien in Form von **Sauerkraut, milchsauer eingelegtem Gemüse oder Brottrunk**. Diese Mittel stellen eine natürliche und preiswerte Möglichkeit dar, »gute« Darmbakterien einzuschleusen. Jedoch sollte man bei einer Histaminintoleranz vorsichtig bei der Einnahme von Milchsäure-fermentierten Lebensmitteln sein, da diese unter Umständen Histamin freisetzen können. Die Verträglichkeit bei Histaminintoleranz muss immer individuell getestet werden, anfangs mit sehr kleinen Mengen, da Lebensmittel bei jedem Betroffenen unterschiedliche Auswirkungen haben können.

Bei Laktoseintoleranz sollten milchsauer vergorene Lebensmittel keine Probleme bereiten, da diese nicht aus Milch hergestellt werden und auch keine Laktose enthalten. Bei Sauerkraut sowie milchsauer vergorenem Gemüse sollte allerdings genau darauf geachtet werden, wie sie hergestellt wurden. Wenn diese Lebensmittel in Gläser oder Dosen verpackt sind und langfristig haltbar gemacht wurden, dann sind meist keine nützlichen Bakterien mehr vorhanden, und damit geht der eigentliche Nutzen verloren. Deshalb sollten Sauerkraut oder milchsauer vergorenes Gemüse am besten entweder selbst herstellt oder frisch gekauft werden. Ein gutes Prüfmerkmal ist die Haltbarkeit: Wenn ein Produkt mehrere Monate lang haltbar ist, kann davon ausgegangen werden, dass sich keine nützlichen Darmbakterien mehr darin befinden.

Neben den oben erwähnten Nahrungsmitteln gibt es eine sehr große Auswahl an Probiotika, also Präparaten, die Bakterien für den Aufbau der Darmflora enthalten. Merkmale für ein gutes Produkt sind, dass es viele verschiedene Bakterienstämme sowie eine große Gesamtanzahl an Bakterien enthält. Sehr empfehlenswert sind **effektive Mikroorganismen**. Diese wurden in den 1980er-Jahren in Japan entwickelt und sind eine Mischung aus verschiedenen Stämmen von Milchsäurebakterien, Hefen und Photosynthesebakterien. Ein geeignetes Mittel ist beispielsweise das Nahrungsergänzungsmittel »Pro EM San Pur« von der Firma Tisso, das 31 verschiedene Bakterienstämme enthält. »EM« im Produktnamen steht dabei für Effektive Mikroorganismen.

Generell ist bei der Einnahme von Darmbakterien wichtig, dass diese langsam eingeschlichen werden. Denn wenn dem Körper zu Beginn der Therapie große Mengen an Darmbakterien zugeführt werden, dann können Nebenwirkungen wie Blähungen, Bauchschmerzen oder Durchfall entstehen. Einschleichen bedeutet, dass die Dosis langsam gesteigert wird. Beispielsweise kann in den ersten vier Tagen etwa ein Viertel der empfohlenen Menge eingenommen werden, die nächsten vier Tage dann bereits die Hälfte, bis anschließend die tägliche Gesamtmenge erreicht ist.

Dabei sind die Vorgaben der Einschleichdauer keinesfalls festgelegt. Ausschlaggebend ist auch hier wiederum, dass man auf seinen Körper hört und dessen Reaktionen beobachtet. Bei einer Histaminintoleranz kann es vorkommen, dass Darmbakterien nicht vertragen werden. Vor allem die effektiven Mikroorganismen können durch den Fermentationsprozess zu Problemen führen. Da hilft es nur, die Verträglichkeit selbst zu testen beziehungsweise sich bei der Auswahl des Produkts eingehend zu informieren.

Hersteller	**Tisso** – Pro EM San pur
Bakterienstämme	31
Darreichungsform	flüssig
KBE pro Tagesdosis	30 Mrd. ($3*10^{10}$)
Preis ab	40 € (1 Liter)
Inhaltsstoffe	Wasser; Melasse und Zuckerarten; Mikroorganismen; Schwarzkümmelsamen; Traubenkern-Extrakt (OPC); Ling Zhi

Hersteller	**Intercell** – Bactoflor
Bakterienstämme	10
Darreichungsform	Kapseln
KBE pro Tagesdosis	20 Mrd. ($2*10^{10}$)
Preis ab	22 € (30 Kapseln)
Inhaltsstoffe	Bakterienkulturen, Inulin, Kartoffelstärke, Ascorbinsäure, pflanzliches Magnesiumstearat, Cellulose

Hersteller	**ProBio** – 8 Plus
Bakterienstämme	8
Darreichungsform	Kapseln
KBE pro Tagesdosis	1 Mrd. ($1*10^{9}$)
Preis ab	25 € (90 Kapseln)
Inhaltsstoffe	Maisstärke, Maltodextrin, Hydroxypropylmethylcellulose (Kapselhülle), Inulin, 8 probiotische Kulturen, Fructo-Oligosaccharide, Vanillepulver

Hersteller	PureEncaps – Probiotic G.I.
Bakterienstämme	6
Darreichungsform	Kapseln
KBE pro Tagesdosis	20 Mrd. ($2*10^{10}$)
Preis ab	28 € (60 Kapseln)
Inhaltsstoffe	Bakterienkulturen, Reisstärke, vegetarische Kapsel (Cellulose, Wasser)

Hersteller	Sanatura – Darmflora Restore
Bakterienstämme	5
Darreichungsform	Pulver
KBE pro Tagesdosis	40 Mrd. ($4*10^{10}$)
Preis ab	19 € (200 g)
Inhaltsstoffe	Maltodextrin, Reismehl, Aktivkulturen

Tabelle 4: Ausgewählte Darmbakterien-Produkte mit wenig zusätzlichen Inhaltsstoffen (KBE = Koloniebildende Einheiten)

Um die Wirkung der Probiotika, also der guten Darmbakterien, zu erhöhen, eignet sich die Einnahme von sogenannten **Präbiotika**. Es handelt sich um eine spezielle Art von Ballaststoffen, die nicht verdaut werden können, aber den guten Darmbakterien als eine Art Nahrung dienen, damit diese sich besser vermehren können.

Präbiotika sind beispielsweise in Oligofruktose (ballaststoffreiche Fruktose) oder im pflanzlichen Wirkstoff Inulin enthalten, können aber auch in verschiedenen Gemüsesorten (Zwiebeln, Artischocken, Schwarzwurzeln, Spargel) oder in Getreide (Roggen, Weizen, Hafer) vorkommen. In einigen fertigen Darmbakterien-Produkten sind Präbiotika bereits zugesetzt. Da es aufgrund der unverdaulichen Bestandteile aber zu Verdauungsproblemen kommen kann, muss die Verträglichkeit immer individuell getestet werden oder man greift auf ein Produkt ohne zugesetzte Präbiotika zurück.

Eine viel diskutierte Frage in Sachen Darmbakterien ist, ob diese das saure Milieu (niedriger ph-Wert) im Magen überstehen und den Darm lebend erreichen. Einige Hersteller bieten deshalb die Darmbakterien in magensaftresistenten Kapseln an, andere wiederum behaupten, dass die Bakterien sich selbst vor der Magensäure schützen können. Fundierte Erkenntnisse gibt es dazu noch keine.

Da wir Menschen aber seit Jahrhunderten Sauerkraut und milchsauer eingelegtes Gemüse herstellen und auch zu unserem gesundheitlichen Vorteil nutzen, ist es sehr unwahrscheinlich, dass die Bakterien im Magen abgetötet werden und damit wirkungslos bleiben. Eine magensaftresistente Kapsel ist sicherlich nicht nachteilig, jedoch auch nicht unbedingt notwendig, um von den vielen gesundheitsfördernden Eigenschaften der Darmbakterien zu profitieren.

3.1.3 Leaky Gut Syndrom

In einem gesunden Darm sind die Zellen der Darmschleimhaut sehr fest miteinander verbunden, damit keine Fremdstoffe ins Blut eindringen können. Durch verschiedene Einflüsse kann es passieren, dass diese Zellverbindungen (»tight junctions«) nicht mehr dicht aneinander liegen. Dieser Zustand wird als »Leaky Gut Syndrom« oder auch als »**durchlässiger Darm**« bezeichnet (engl. leaky = leck, undicht; gut = der Darm).

Beim Leaky Gut Syndrom können Bakterien, schlecht verdaute Nahrungsbestandteile, Schadstoffe und Allergene aus dem Darm unkontrolliert in die Blutbahn übertreten. Normalerweise würden diese Stoffe bei fest aneinander liegenden Zellen gar nicht vom Darm aufgenommen, sondern als »Fremdstoffe« erkannt und vom Körper ausgeschieden. Wegen der losen Zellverbindungen ist aber eine kontrollierte Abwehr nicht mehr möglich und die Fremdstoffe gehen direkt in die Blutbahn über. Deshalb beschränken sich die daraus entstandenen Symptome nicht nur lokal auf den Magen-Darm-Trakt, sondern können überall auftreten, beispielsweise in Form von Kopfschmerzen, Allergien, Autoimmunerkrankungen und vieles mehr. Bei Leuten mit Nahrungsmittelunverträglichkeiten und Reizdarm kommt ein Leaky Gut Syndrom recht häufig vor.

Die Gründe, warum sich im Darm ein Leaky Gut Syndrom entwickelt, können vielfältig sein:[9]
- Chronische Entzündungen im Darm (Morbus Crohn oder Colitis ulcerosa)
- Histaminintoleranz
- Zöliakie/Glutensensitivität
- Unverträgliche Nahrungsmittel
- Bauchspeicheldrüsenschwäche
- Dauerhafter Stress
- Infektionen (Parasiten, Bakterien, Viren)
- Aus dem Gleichgewicht geratene Darmflora
- Übermäßige Einnahme von Medikamenten oder Alkohol
- Schwermetalle

Um zu überprüfen, ob ein Leaky Gut Syndrom vorliegt, gibt es verschiedene Stuhlmarker. Ein wichtiger Messwert ist das **Alpha-1-Antitrypsin**. Wenn dieser Wert erhöht ist, dann deutet dies sehr wahrscheinlich auf eine Entzündung der Darmschleimhaut hin. Häufig ist es auch ein zuverlässiger Hinweis auf eine erhöhte Durchlässigkeit des Darms.[9]

Alpha-1-Antitrypsin ist ein Protein, das in der Leber entsteht. Wird es in höherem Maß mit dem Stuhl ausgeschieden, so ist dies auf einen Übertritt dieses Eiweißes in den Darm zurückzuführen. Auch wird es im Darm nur wenig abgebaut, sodass es anschließend im Stuhl gut nachweisbar ist.[8]

Ein weiterer wichtiger Marker für das Leaky Gut Syndrom ist der Botenstoff **Zonulin**. Es handelt sich ebenfalls um ein Protein und dient als Regulator der Zellverbindungen in der Darmschleimhaut. Dabei induziert ein erhöhter Zonulinwert, dass die Zellverbindungen zu stark geöffnet sind und es damit zu einer erhöhten Durchlässigkeit im Darm kommt.

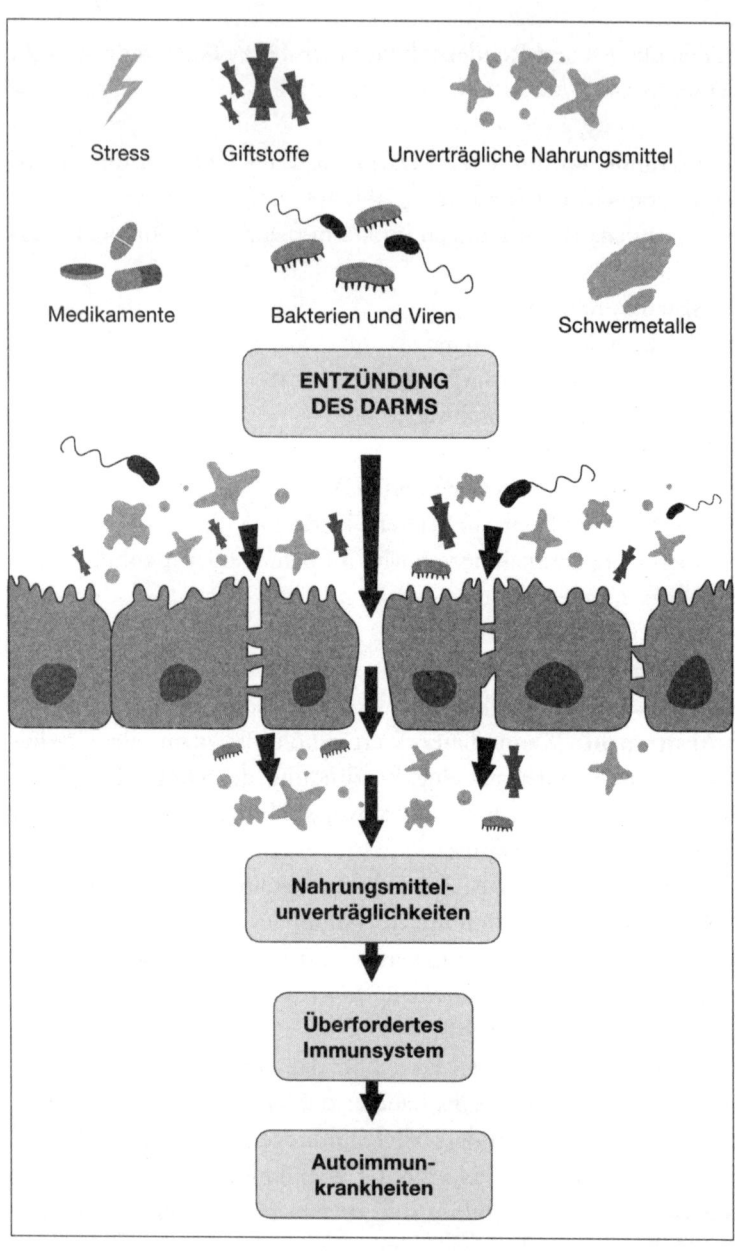

Abb. 10: Mögliche Ursachen und Folgen eines Leaky Gut Syndroms

Die Analyse der beiden Stuhlmarker Alpha-1-Antitrypsin und Zonulin wird von vielen medizinischen Laboren angeboten. Die beiden Werte zusammen sind ein verlässliches Zeichen für ein Leaky Gut Syndrom.

Wie bei vielen anderen Erkrankungen ist auch bei einem Leaky Gut Syndrom entscheidend, dass die Ursache beseitigt wird, die zu seiner Entstehung geführt hat. Ein Beispiel: Wurde durch eine langfristige Antibiotikaeinnahme die Darmflora aus dem Gleichgewicht gebracht und ist demzufolge die Darmschleimhaut entzündet, so kann es sein, dass die Zellverbindungen im Darm nicht mehr dicht aneinander liegen. Dadurch gelangen Fremdstoffe sowie unverdaute Nahrungsbestandteile in die Blutbahn. Dagegen reagiert das Immunsystem, weil »Feinde« die Darmbarriere überwunden haben.

Werden weiterhin unverträgliche Nahrungsmittel gegessen (vielleicht auch, weil man noch nichts von der Unverträglichkeit weiß), wird die Darmschleimhaut weiter stark gereizt, was sich wiederum auf die Zellverbindungen auswirkt. Damit entsteht ein Kreislauf, der sich selbst erhält oder sogar noch weiter verstärkt (*Abbildung 11*).

Manchmal hilft schon ein Blick zurück in die eigene Krankheitshistorie, um den Auslöser der gesundheitlichen Probleme zu ermitteln. Wenn beispielsweise über mehrere Monate Antibiotika oder starke Medikamente eingenommen wurden und zeitnah darauf Verdauungsprobleme oder Nahrungsmittelunverträglichkeiten entstanden sind, dann könnte diese Abfolge schon ein guter Hinweis auf die Entstehung beziehungsweise Ursache des Leaky Gut Syndroms sein.

Da ein erhöhter Alpha-1-Antitrypsinwert nicht nur auf eine Durchlässigkeit der Darmschleimhaut, sondern auch auf eine starke Entzündung hinweist, sollte unbedingt auch an eine Histaminintoleranz gedacht und dies entsprechend abgeklärt werden (siehe *Kapitel 2.1.4 Histamin*). Denn Histamin ist als Entzündungsmediator bekannt und kann Entzündungen weiter verstärken.

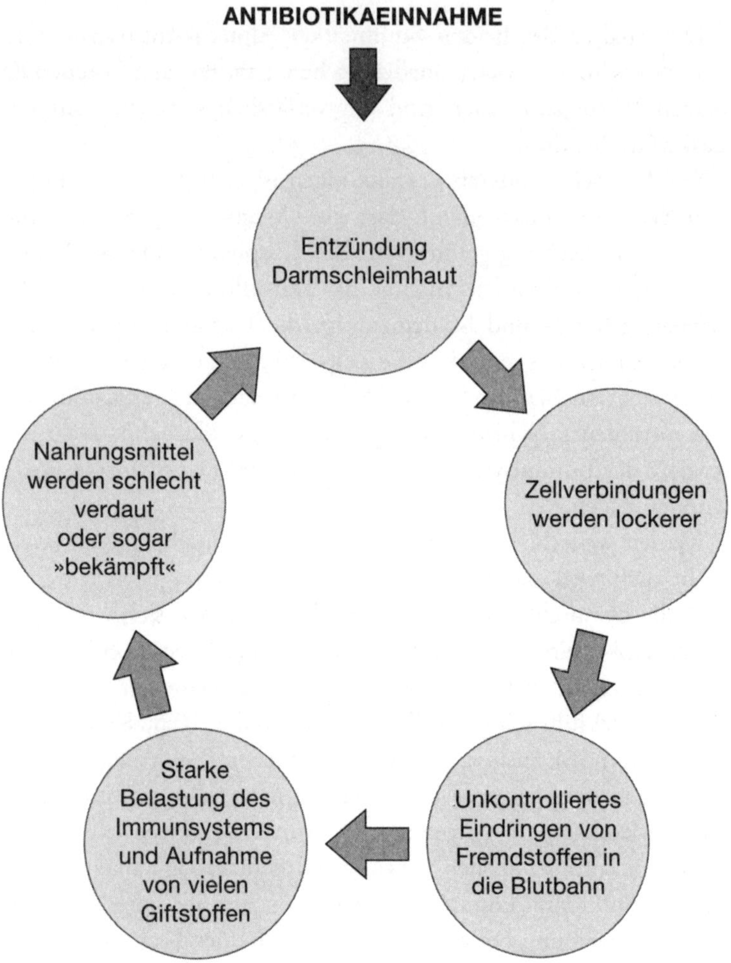

ANTIBIOTIKAEINNAHME

- Entzündung Darmschleimhaut
- Zellverbindungen werden lockerer
- Unkontrolliertes Eindringen von Fremdstoffen in die Blutbahn
- Starke Belastung des Immunsystems und Aufnahme von vielen Giftstoffen
- Nahrungsmittel werden schlecht verdaut oder sogar »bekämpft«

Abb. 11: Ein durch Antibiotika verursachter Kreislauf, bei dem sich die Symptome gegenseitig aufschaukeln und verstärken

Therapie

Obwohl sich die Diagnose »Durchlässiger Darm« vielleicht erst einmal dramatisch anhört, gibt es doch gute Heilmittel dagegen. Aus eigener Erfahrung kann ich berichten, dass eine vollständige

Heilung des Leaky Gut Syndroms möglich ist. Allerdings muss man dem Körper dafür etwas Zeit geben. Die Dauer der Behandlung ist natürlich bei jedem Menschen unterschiedlich. Erfahrene Therapeuten rechnen mit einer Behandlungszeit von einigen Wochen, um das Leaky Gut Syndrom vollständig auszuheilen.

Die Therapie des Leaky Gut Syndroms basiert hauptsächlich auf drei Säulen:
- Verhindern einer weiteren Reizung des Darms durch unverträgliche Nahrungsmittel
- Stärkung des darmassoziierten Immunsystems
- Aufbau der Darmschleimhaut und Reduzierung der Entzündung

Damit der Darm die Möglichkeit einer Regeneration überhaupt wahrnehmen kann, ist es unumgänglich, alle Nahrungsmittel zu meiden, die zum aktuellen Zeitpunkt nicht vertragen werden. Denn dies reizt die Darmschleimhaut noch mehr, bringt neue Entzündungsprozesse in Gang und verhindert damit den Heilungsprozess.

Die Tests, um herauszufinden, auf welche Nahrungsmittel man unverträglich reagiert, sind in *Kapitel 2.2 Allergie oder Intoleranz* beschrieben. Auf den zweiten Aspekt der Stärkung des darmassoziierten Immunsystems wird in *Kapitel 3.1.4* näher eingegangen.

Die dritte Säule einer erfolgreichen Leaky-Gut-Therapie ist der Aufbau der Darmschleimhaut. Als eines der wichtigsten Heilmittel nehmen Aminosäuren eine wichtige Rolle ein, insbesondere das **L-Glutamin**. Dies ist sowohl als Pulver als auch in Kapselform erhältlich. Die Dosierungsempfehlung bewegt sich im Bereich von 3 bis 5 Gramm pro Tag, abhängig auch von der Verträglichkeit.

Vordringlich ist, dass einzelne und isolierte Aminosäuren nicht über einen längeren Zeitraum (nicht länger als etwa drei Monate) und nicht in zu großer Menge eingenommen werden, denn dies kann zu einer Verschiebung des gesamten Aminosäureprofils im Körper führen. Sollte die orale Einnahme von Aminosäuren oder L-Glutamin nicht möglich sein, kann es von einem Therapeuten auch über eine Infusion zugeführt werden. Es gibt eigens zusammengestellte

Aminosäure-Infusionen, die speziell für Nahrungsmittelunverträglichkeiten und das Leaky Gut Syndrom konzipiert wurden.

Eine weitere empfehlenswerte Möglichkeit zum Aufbau der Darmschleimhaut sowie zur Reduzierung einer Entzündung im Darm sind **E.-coli-Bakterien** (Kolibakterien). Dabei gilt es zu unterscheiden, dass manche Spezies der Escherichia-coli-Bakterien krankheitsauslösend (pathogen) sein können und andere wiederum sehr hilfreich für den Darm sind.

Die für den Darm zuträglichen E.-coli-Bakterien sind als Kapseln sowie als Tropfen erhältlich, die Lagerung im Kühlschrank wird empfohlen. Ein häufig eingesetztes probiotisches Mittel ist »Mutaflor«. Wichtig ist, dass vor der Einnahme von E-coli-Bakterien anhand einer Stuhlprobe überprüft wird, wie viele E.-coli-Bakterien aktuell im Darm vorhanden sind. Bei einer bereits erhöhten Anzahl von E. coli im Darm ist eine weitere Zufuhr eher kontraproduktiv. Sie kann mehr Probleme verursachen, als sie Nutzen bringt.

Wie bei anderen Darmbakterien auch kann bei E. coli ein langsames Einschleichen sinnvoll sein, um die Verträglichkeit zu verbessern. Dabei wird die Dosierung schrittweise gesteigert, bis die empfohlene Einnahmemenge erreicht ist.

Um eine Entzündung der Darmschleimhaut in den Griff zu bekommen, eignet sich **Vitamin C** sehr gut. Von der Deutschen Gesellschaft für Ernährung werden als Dosis für einen Erwachsenen etwa 100 mg pro Tag empfohlen. Diese Menge gilt für einen gesunden Menschen, bei dem der Körper das Vitamin C für normale Stoffwechselprozesse benötigt. Damit für die Heilung der entzündeten Darmschleimhaut genügend Vitamin C zur Verfügung steht, sollte es deshalb in bedeutend höherer Dosierung eingenommen werden.

Eine Überdosierung ist kaum möglich, da es sich bei Vitamin C um ein wasserlösliches Vitamin handelt und der Körper nicht benötigte Mengen wieder ausscheidet. Das Vitamin kann oral über Nahrungsergänzungsmittel zugeführt werden oder in Form einer

Hochdosis-Vitamin-C-Infusion. Dabei können mit nur einer Gabe 10 bis 20 Gramm Vitamin C verabreicht werden. Der besondere Vorteil der Infusion ist, dass es direkt ins Blut gelangt und die gesamte Menge an Vitamin C sofort zur Verfügung steht. Bei einer oralen Gabe geht dagegen immer ein gewisser Teil beim Resorptionsprozess verloren.

Ein weiteres Heilmittel bei einem Leaky Gut Syndrom ist das **Spurenelement Zink**. Es ist an mehr als 300 Enzymprozessen beteiligt und wird besonders für Wachstumsprozesse und die Zellteilung benötigt. Außerdem trägt es zur Wundheilung und zum Schleimhautaufbau bei. Dazu kommt die entzündungshemmende Eigenschaft von Zink, die bei einem erhöhten Alpha-1-Antitrypsinwert besonders wertvoll ist.

Damit die Resorption von Zink nicht behindert wird, sollte es mit mindestens einer Stunde Abstand zu den Mahlzeiten eingenommen werden. Ideal ist die Einnahme am Abend und in Verbindung mit Vitamin C, da dies als Cofaktor gilt und die Aufnahme verbessert. Das Bundesamt für Risikobewertung empfiehlt, langfristig nicht mehr als 30 mg Zink pro Tag zuzuführen.[10] Anders als bei Vitamin C kann hier eine Überdosierung problematisch sein.

Mit den oben genannten Maßnahmen konnte ich selbst sehr gute Erfolge erzielen. Die erste Messung meines Alpha-1-Antitrypsins ergab einen Wert von > 112 (*Abbildung 12*). Bei einem gesunden Menschen sollte dagegen ein Wert von 27,5 nicht überschritten werden. Durch diesen auffälligen Wert zeigte sich, dass die Darmschleimhaut massiv entzündet war.

Parameter	Ergebnis	Einheit	Normbereich	
Alpha-1-Antitrypsin	>112	mg/dl	< 27,5	

Abb. 12: Originalbefund meines Alpha-1-Antitrypsinwerts vor der Behandlung

Nach der oralen Einnahme von Zink und E.-coli-Präparaten sowie mehreren Infusionen mit Aminosäuren und hochdosiertem Vitamin C (10 g pro Infusion), verbesserte sich der Wert innerhalb von etwa einem halben Jahr auf 14,2 (*Abbildung 13*). Es zeigte sich, dass die Therapie erfolgreich war und dadurch die Entzündung der Darmschleimhaut zurückging.

Parameter	Ergebnis	Einheit	Normbereich	
Alpha-1-Antitrypsin	14,2	mg/dl	< 27,5	

Abb. 13: Originalbefund meines Alpha-1-Antitrypsinwerts nach der Behandlung

Neben den genannten Präparaten gibt es noch viele weitere Mittel, die sich bei der Heilung eines Leaky Gut Syndroms bewährt haben:
- Omega-3-Fettsäuren
- Probiotika (Darmbakterien)
- Lecithin
- Vitamin A und Vitamin D
- Selen
- »Myrrhinil Intest« (pflanzliches Arzneimittel, Firma Repha)
- Vitamin B-Komplex

3.1.4 Das Immunsystem im Darm

Zur Abwehr von ungewollten äußeren Einflüssen hat der Körper ein hochkomplexes Immunsystem aufgebaut. Da das Immunsystem kein physisches Organ ist, kann man sich meist wenig darunter vorstellen. Das Immunsystem ist eine Art Verteidigungswall gegen Eindringlinge wie Bakterien, Viren oder Parasiten.

Mehr als 80 Prozent dieses Abwehrsystems befinden sich allein im Darm. Der Darm stellt also den Hauptsitz des Immunsystems dar. Deshalb hat der gesundheitliche Zustand des Darms einen sehr großen Einfluss auf die Leistungsfähigkeit des Immunsystems, genauso wie sich anders herum ein geschwächtes Immunsystem negativ auf den Darm auswirken kann.

Aufgrund der Tatsache, dass sich der überwiegende Teil des Immunsystems im Darm befindet, können beispielsweise Viruserkrankungen (Immunsystem) zu Verdauungsproblemen und Nahrungsmittelunverträglichkeiten (Darm) führen.

Ein Parameter, um die Tätigkeit dieses darmassoziierten Immunsystems zu überprüfen, stellt das **sekretorische Immunglobulin A (sIgA)** dar. Er kann sich in beide Richtungen vom Referenzbereich aus bewegen und entweder erhöht oder erniedrigt sein. Ein zu niedriger Wert kann auf verschiedene Ursachen hindeuten:
- Allergische Reaktionen (Lebensmittelallergien, Asthma, Neurodermitis etc.)
- Erhöhte Infektanfälligkeit
- Erhöhte Schleimhautdurchlässigkeit

Dagegen kann ein zu hoher sIgA-Wert auf eine Entzündung der Darmschleimhaut hindeuten oder aber, dass sich der Körper mit Viren und Parasiten auseinandersetzen muss. Da das Immunsystem an fast allen Prozessen im Körper beteiligt ist und besonders bei Nahrungsmittelunverträglichkeiten eine wichtige Rolle spielt, stellt das sIgA einen wichtigen Marker zur Behandlung dar.

Therapie
Entsprechend dem ermittelten Wert muss zwischen einer Therapie bei einem niedrigen und einem erhöhtem sIgA unterschieden werden.

Ziel bei einem **verringerten sIgA** ist, das darmassoziierte Immunsystem in Schwung zu bringen. Dabei helfen ganz besonders **Aminosäuren**. Diese können zum Beispiel in Form eines Komplexpräparats eingenommen werden, das verschiedene Arten von

Aminosäuren enthält. Falls die Einnahme von Aminosäuren nicht vertragen wird, etwa aufgrund von Nahrungsmittelunverträglichkeiten oder eines zu gereizten Darms, können Infusionen mit Aminosäuren eine Alternative sein. Zusätzlich sollte der Körper über die Ernährung mit hochwertigem Eiweiß versorgt werden.

Weiterhin kann das darmassoziierte Immunsystem über **Kolostrum** angeregt werden. Als Kolostrum wird die Erstmilch von Säugetieren direkt nach der Geburt bezeichnet. In den marktüblichen Produkten wird häufig die Kolostralmilch von Kühen verwendet. Sie enthält neben Vitaminen, Mineralien und Spurenelementen vor allem natürliche Immun- und Wachstumsfaktoren sowie wichtige Aminosäuren. Nach der Geburt ist das Immunsystem des Neugeborenen noch nicht stark ausgebildet, da es bis dahin durch das Immunsystem der Mutter geschützt war. Deshalb enthält die Erstmilch besonders viele Inhaltsstoffe, die speziell zur Stärkung des Immunsystems nötig sind.

Es gibt zwar Kolostrum-Produkte, die keine Laktose enthalten. Dennoch sollte bei einer Unverträglichkeit auf Milchprodukte (Laktose oder Milcheiweiß) die Verträglichkeit langsam ausprobiert werden, da das Kolostrum letztendlich ein Milchprodukt ist.

Bei einem geschwächten darmassoziierten Immunsystem sind natürlich auch alle Maßnahmen nützlich, **die generell das Immunsystem stärken**. Dazu zählen viel Bewegung an der frischen Luft, Obst und Gemüse (wenn es verträglich ist), Stressabbau, Saunagänge, bestimmte Vitamine und Mineralien als Nahrungsergänzungsmittel und vieles mehr.

Bei einem **erhöhten sIgA-Wert** und einer gleichzeitigen Entzündung im Darm (messbar durch ein erhöhtes Alpha-1-Antitrypsin) kann es sinnvoll sein, zuerst die Entzündung in den Griff zu bekommen (siehe *Kapitel 3.1.3*), damit sich das darmassoziierte Immunsystem beruhigt. Eine weitere Untersuchung auf Erreger und Parasiten kann bei einem erhöhten sIgA ebenfalls angebracht sein (siehe *Kapitel 3.4*).

Parameter	Aktueller Wert	Einheit	Normbereich	
Sektorisches Immunglobulin A (sIgA)	>7500	µg/ml	510 – 2040	

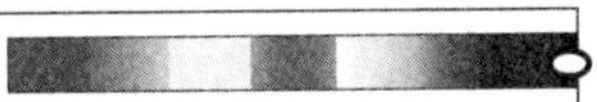

Abb. 14: sIgA-Wert vor der Behandlung

Da in meinem Fall eine massive Entzündung der Darmschleimhaut vorlag (sichtbar durch einen stark erhöhten Alpha-1-Antitrypsin-Wert), war es nicht verwunderlich, dass auch mein darmassoziiertes Immunsystem überlastet war. Nachdem die Entzündung durch entsprechende Maßnahmen verringert worden war, beruhigte sich auch das Immunsystem. Dabei konnte der stark erhöhte sIgA-Wert von > 7500 (*Abbildung 14*) innerhalb von etwa einem halben Jahr auf einen normalen Wert von 575 (*Abbildung 15*) gesenkt werden.

Parameter	Aktueller Wert	Einheit	Normbereich	
Sektorisches Immunglobulin A (sIgA)	575,3	µg/ml	510 – 2040	

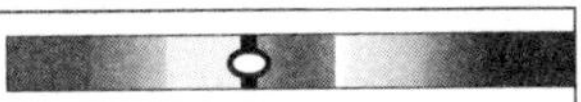

Abb. 15: sIgA-Wert nach der Behandlung

3.1.5 Calprotectin

Um festzustellen, ob chronisch entzündliche Darmerkrankungen wie Morbus Crohn oder Colitis ulcerosa vorliegen, kann der Marker Calprotectin (Calcium- und Zink-bindendes Protein) herangezogen werden (mehr Informationen über die beiden Formen der chronischen Darmerkrankung in *Kapitel 3.5*). Ursachen für einen erhöhten Calprotectin-Wert können auch Infektionen oder Tumorerkrankungen im Darm sein.

Wichtig ist, bei einem erhöhten Calprotectinwert weitere Diagnostiken durchzuführen, da allein auf Basis dieses Werts noch keine eindeutige Aussage über die genaue Problematik im Darm möglich ist. An dieser Stelle kann eine **Darmspiegelung** bei einen Gastroenterologen Aufschluss bringen. Auch eine Untersuchung des **Hämoglobin-Haptoglobin-Komplexes** sowie des **M2-PK-Werts** ist angezeigt. Das M2-PK ist ein Enzym aus Gewebewucherungen, mit dem Polypen und gutartige Gewebeveränderungen erfasst werden können. Mit dem Hämoglobin-Haptoglobin-Komplex dagegen wird okkultes Blut im Stuhl nachgewiesen. Beide Parameter werden über den Stuhl bestimmt.

Therapie

Bei einem erhöhten Calprotectin-Wert sollte nicht gleich das Schlimmste vermutet werden. Wie erwähnt, muss es sich nicht um eine Tumorerkrankung handeln, ein stark erhöhter Wert kann beispielsweise auch auf eine invasive Entzündung hindeuten.

Grundsätzlich sollten auch hier alle Nahrungsmittel gemieden werden, die zum aktuellen Zeitpunkt nicht verträglich sind. Ein weiterer Verzehr würde nur die Entzündungsaktivität verstärken. **Nur wenn die unverträglichen Nahrungsmittel weggelassen werden**, hat der Körper die **Möglichkeit zur Heilung**. Er ist dann nicht ständig mit Abwehrreaktionen beschäftigt, sondern kann seine Energie zur Regeneration und zum Wiederaufbau verwenden. Zudem sollte überprüft werden, ob es neben der Ernährung noch andere Faktoren gibt, die zur Erhöhung des Calprotectin-Werts geführt haben könnten, wie beispielsweise:
- Bakterien- oder Viruserkrankungen
- Stress und starke psychische Belastungen
- Jahrelanges Rauchen
- Umweltgifte (Lösungsmittel, Schwermetalle etc.)

Wird durch weitere Untersuchungen festgestellt, dass eine (chronische) Entzündung im Darm vorhanden ist, sollten alle nur möglichen Maßnahmen ergriffen werden, um diese abzuschwächen. So können alle anti-entzündlichen Maßnahmen, wie sie bei der Leaky-Gut-Therapie beschrieben wurden, auch hier angewendet werden (siehe dazu Abschnitt »Therapie« in *Kapitel 3.1.3*).

3.1.6 Pilz, komm raus, du bist umzingelt: Candida und Hefepilze

Bei Candida handelt es sich um einen Hefepilz, der sich hauptsächlich auf den Schleimhäuten ausbreitet. Die am häufigsten vorkommende Art ist der Candida albicans. Im Prinzip ist er bei fast jedem Menschen vorhanden, weshalb häufig das Argument gebracht wird, dass die Candida-Belastung bei einem Patienten mit Nahrungsmittelunverträglichkeiten gar nicht gemessen werden muss. Letztendlich geht es neben dem Nachweis aber darum, wie stark sich der Hefepilz ausgebreitet hat.

Eine übermäßige Besiedlung des Darms mit Candida-Pilzen ist einerseits ein Zeichen für eine **geschwächte Abwehr des Körpers**, sodass der Pilz die Möglichkeit hat, sich auszubreiten. Andererseits nutzt der Körper die Pilze, um andere Einflüsse gezielt abzuwehren. Dies ist zum Beispiel bei einer Schwermetallvergiftung der Fall. Der Körper findet normalerweise selbst keine geeignete Möglichkeit, um Schwermetalle loszuwerden. Deshalb bleibt ihm nur die Alternative, sich bestmöglich vor den Folgen der Schwermetallbelastung (siehe *Kapitel 3.2*) zu schützen. Dies geschieht meist, indem die Schwermetalle mit Candida-Pilzen gebunden werden. Dabei stellen die Stoffwechselprodukte des Candida albicans für den Körper das kleinere Übel gegenüber der ungeschützten Schwermetallbelastung dar.

Es zeigt sich oft, dass Candida-Betroffene eine signifikante Schwermetallbelastung aufweisen. Sind Schwermetalle die Ursache für den Pilz, wird keine Candida-Kur erfolgreich sein, solange die Schwermetallbelastung nicht reduziert wird.

Immer wieder breitet sich Candida auch **nach Antibiotika-Behandlungen** aus, da die Darmflora dadurch aus dem Gleichgewicht gerät und hervorragende Lebensbedingungen für den Pilz entstehen.

Die Symptome bei einer hohen Candida-Belastung können bei jedem Menschen anders aussehen: von starken Blähungen, Allergien, Kopfschmerzen bis hin zu Durchfall und vieles mehr. Ein Symptom, das oft auftritt, ist eine **bleierne Müdigkeit einige Zeit nach dem Essen**, insbesondere nach kohlenhydratreichen beziehungsweise zuckerhaltigen Mahlzeiten. Der Grund dafür ist, dass sich der Candida-Pilz von Kohlenhydraten (vor allem Zucker) ernährt und seine Population dadurch innerhalb kurzer Zeit verdoppeln kann. Angesichts dieses rasanten Wachstums wird der Körper mit Candida-Stoffwechselprodukten stark belastet – dies äußert sich auch durch Müdigkeit nach dem Essen.

Um festzustellen, ob eine übermäßige Anzahl von Hefepilzen im Darm vorhanden ist, gibt es verschiedene Testmöglichkeiten. Eine davon ist über eine **Stuhlprobe**. Dabei muss beachtet werden, dass Candida-Pilze häufig als Nester an der Darmschleimhaut haften. Selbst wenn also Candida-Pilze übermäßig im Darm vorhanden sind, lassen sich diese nicht in jeder Stuhlprobe nachweisen. Die Lösung: Bei Verdacht auf eine Candida-Infektion sollten mindestens zwei bis drei Stuhlproben untersucht werden (siehe dazu auch *Kapitel 3.1.9 Tipps für die richtige Stuhlproben-Entnahme*).

Eine weitere Möglichkeit für den Nachweis von Candida-Pilzen ist ein **LTT-Test**, Lymphozyten-Transformations-Test. Lymphozyten sind eine Art Gedächtniszellen im Blut, mit deren Hilfe überprüft werden kann, ob sich das Immunsystem mit Candida-Pilzen auseinandersetzen muss. Dieser Test erreicht heutzutage durch ständige Weiterentwicklungen eine sehr hohe Sensitivität, er schlägt also sehr zuverlässig an.

Der Nachteil dieses Tests: Es bleibt unklar, wo sich der Candida-Pilz genau befindet, da er prinzipiell auf allen Schleimhäuten im Körper vorkommen kann. In Verbindung mit den Symptomen lässt sich aber zumeist eine exakte Diagnose erstellen. Wenn der

Patient beispielsweise einen stark erhöhten LTT-Candida-Wert aufweist, Verdauungsprobleme hat und nach dem Essen leicht ermüdet, ist die Wahrscheinlichkeit hoch, dass sich der Pilz im Darm breitgemacht hat.

Tipps für eine treffende Candida-Diagnostik:
- Mindestens zwei bis drei Stuhlanalysen auf Candida durchführen.
- Neben den Laborwerten auch die Symptome und Beschwerden genau analysieren: Gibt es typische Candida-Symptome? Treten die Beschwerden besonders nach dem Verzehr von zuckerhaltiger/kohlenhydratreicher Nahrung auf?
- Bei unklarem Stuhlbefund oder zur Festigung der Diagnose ist der LTT-Test auf Candida empfehlenswert.

Manchmal werden auch **Stoffwechselmarker zur Diagnose von Candida-Pilzen** verwendet, beispielsweise Beta-Ketoglutarate, Citramalate, Tartarate, Arabinose, Arabinitol oder Furancarboxylate. Schaffen die oben genannten Diagnosemaßnahmen noch keine Klarheit, dann stellen die Stoffwechselmarker eine gute Ergänzung dar.

Abraten möchte ich dagegen von der Vorgehensweise, das Blut auf Candida-Pilze »auszupendeln«. Dies ist meines Erachtens keine zuverlässige diagnostische Methode. Häufig ist für den Patienten nicht auf den ersten Blick erkennbar, dass die Blutproben »ausgependelt« werden, da der Versand ebenfalls in ein »Labor« erfolgt. Man sollte stutzig werden, wenn eine gebündelte Analyse von Candida, Schwermetallen, Darmflora, Viren, Erregern und noch vielem mehr aus nur einer einzigen Blutprobe abgelesen wird, und dies zu einem günstigen Preis. Bei mir wurden solche Tests ebenfalls durchgeführt, und es ist letzten Endes mehr als ärgerlich, auf derart ungesicherten Diagnostikmethoden eine Therapie aufzubauen. Dies ähnelt einem Haus, dessen Fundament auf Sand gebaut ist.

Ein Beispiel für eine Candida-Messung durch eine Stuhlprobe:

Parameter	Aktueller Wert	Einheit	Normbereich	
Candida species	<10^3	KBE/g Stuhl	<10^3	
Candida species	<10^3	KBE/g Stuhl	<10^3	

Abb. 16: Bestimmung von Candida-Werten bei einer Stuhlprobenuntersuchung

Therapie
Steht fest, dass Candida in übermäßiger Zahl vorhanden sind, stellt sich die Frage nach einer geeigneten Therapie. Nicht selten berichten Candida-Betroffene, dass viele Therapien erfolglos sind und die Hefepilze immer wiederkommen. Der Hauptgrund: Die dahinterliegende Ursache wurde noch nicht behandelt.

Eine gute Candida-Therapie baut auf mehreren Säulen auf. Dabei ist die **Ernährung** einer der wichtigsten Aspekte. Denn selbst die beste Therapie zeigt keinen dauerhaften Erfolg, wenn der Hefepilz bei jeder Mahlzeit erneut »gefüttert« wird und sich dadurch weiter ausbreiten kann.

Entscheidend ist das Wissen, dass sich Candida albicans hauptsächlich von Kohlenhydraten und ganz besonders gern von Zucker ernährt. Die wichtigste Regel daher: Alle zuckerhaltigen Nahrungsmittel und Getränke müssen auf ein Minimum reduziert werden. Dies umfasst besonders Süßigkeiten, süßes Obst, Trockenfrüchte und Fruchtsäfte. Auch Weißmehl sollte bei einem Candida-Befall gemieden werden, da der Körper es schnell in Zucker umwandelt. Im Gegensatz zu Vollkornmehl enthält es auch kaum Ballaststoffe.

Bei der Candida-Ernährung geht es weiters darum, zwischen einem Candida-Befall und einer Allergie auf Candida oder Hefepilze zu unterscheiden. Bei einer Hefepilzallergie müssen natürlich auch alle Nahrungsmittel weggelassen werden, die Hefe enthalten. Ansonsten kann es zu unliebsamen allergischen Reaktionen kommen.

Bei einem Candida-Befall dagegen ist es vor allem notwendig, das Pilzwachstum nicht noch weiter durch zucker- und kohlenhydratreiche Nahrung zu fördern. Die eingeschränkte Ernährungsform soll keine dauerhafte Lösung sein, sondern sich auf den Zeitraum beschränken, in dem der Hefepilz therapiert wird. Die Ernährung darf aber auf keinen Fall ins komplette Gegenteil kippen, indem versucht wird, durch den Verzicht auf Kohlenhydrate den Pilz auszuhungern. Dies führt zu einer deutlichen Verschlechterung der Situation.

Merkt der Pilz, dass die Nahrungszufuhr in Form von Kohlenhydraten über längere Zeit ausbleibt, gräbt er sich tiefer in die Dünndarmschleimhaut ein und ist noch schwerer zu beseitigen. Außerdem wird die Darmschleimhaut durch diesen Prozess löchrig und entzündet sich. Der Pilz, ein Überlebenskünstler, kann dadurch in die Blutbahn eindringen. Er versucht dann über das Blut (Blutzucker) an Nährstoffe zu gelangen. Der schwerwiegendste Effekt, sobald der Candida-Pilz in die Blutbahn gelangt ist: Er kann er sich im ganzen Körper ausbreiten und Schäden verursachen.

Ich möchte betonen: Das Wesentliche bei einer Anti-Candida-Diät ist es, speziell auf Zucker in jeder Form zu verzichten. Streichen Sie Kohlenhydrate allerdings nicht gänzlich und dauerhaft aus Ihrem Ernährungsplan. **Der Pilz sollte auf keinen Fall ausgehungert werden!** Die Folgen können, wie gesagt, fatal sein, wenn der Pilz in die Schleimhaut und die Blutbahn eindringt.

Als Ursache für die Entstehung von Candida gelten auch **Schwermetalle** im Körper. Wenn durch entsprechende Tests diagnostiziert wird, dass übermäßig viele Schwermetalle vorhanden sind (siehe *Kapitel 3.2*), dann ist es entscheidend, dass zuerst die Schwermetalle entfernt werden, bevor mit der Candida-Therapie begonnen wird. Häufig ist es so, dass Candida nach einer erfolgreichen Schwermetallausleitung ganz von alleine verschwindet beziehungsweise anschließend nur sehr sanft unterstützende Maßnahmen notwendig sind. Ohne eine vorherige Schwermetallausleitung ist eine erfolgreiche Candida-Therapie nicht möglich.

Da Candida oft infolge einer gestörten Darmflora oder nach einer Antibiotikatherapie auftritt, kann die **Einnahme von Darmbakterien** zur Bekämpfung des Pilzes sinnvoll sein (siehe *Kapitel 3.1.2*). Einerseits bauen die Darmbakterien das Darmflora-Gleichgewicht wieder auf und andererseits drängen sie pathogene Keime sowie den Candida-Pilz zurück.

Entscheidend bei der Candida-Behandlung ist eine **langsame Entfernung der Pilze** aus dem Darm. Mehrere Gründe sprechen gegen eine Radikalkur:

- Ein »Aushungern« durch den kompletten Verzicht auf Kohlenhydrate kann dazu führen, dass sich der Pilz tief in die Darmschleimhaut eingräbt. Dadurch entstehen Löcher in der Darmschleimhaut, der Pilz gelangt in den Blutkreislauf und verteilt sich im ganzen Körper.
- Ein schnelles Abtöten der Pilze (z. B. mit Nystatin) führt zur Entstehung vieler Giftstoffe im Körper innerhalb kürzester Zeit. Dies belastet die Leber sehr stark und ist besonders bei einem Leaky Gut Syndrom kritisch.
- Werden die Pilze bei einer Schwermetallbelastung zu schnell abgetötet, dann setzt dies eine große Menge Schwermetalle innerhalb kurzer Zeit im Organismus frei. Dies kann zu starken Vergiftungserscheinungen beziehungsweise zur Einlagerung der Schwermetalle in verschiedenen Organen und damit zu schwerwiegenden Folgeerscheinungen führen.

Ein Mittel, das häufig bei der Candida-Behandlung angewendet wird, ist **Nystatin**, ein Antimykotikum, das sich an die Zellmembran von Pilzen anlagert und dort Löcher entstehen lässt. Dies führt zum Austritt von Kaliumionen und damit zum Absterben des Pilzes.

Nystatin wurde von der New Yorker Gesundheitsbehörde entwickelt und zu deren Ehre »NEW YORK STATe-IN – NYSTATIN« genannt. Es ist gegen Bakterien wirkungslos und führt damit nicht zu einer Schädigung der Darmflora. Auf den ersten Blick scheint es ein ideales Mittel zur Behandlung einer Candida-Infektion zu sein.

Jedoch birgt es Risiken, die für Betroffene zu einer Verschlechterung anstatt einer Verbesserung führen können. Durch die große Anzahl an absterbenden Pilzen werden viele Giftstoffe im Körper frei. Speziell beim Leaky Gut Syndrom (durchlässige Darmschleimhaut) können diese Giftstoffe in die Blutbahn übertreten. Dies führt zu einer starken Belastung des Körpers. Vor allem wird die Leber in Mitleidenschaft gezogen, die für den Abbau von Giftstoffen verantwortlich ist.

Ein weiterer Nachteil von Nystatin ist, dass es nur die Symptome behandelt. Ist bei einem Patienten die Darmflora aus dem Gleichgewicht geraten oder besteht eine Schwermetallbelastung, in deren Folge sich Candida albicans angesiedelt hat, dann hilft das Abtöten des Candida-Pilzes erst einmal kurzfristig. Es wird aber nicht lange dauern, bis der Pilz wieder zurückkehrt, da er weiterhin optimale Lebensbedingungen vorfindet.

Hier einige natürliche Heilmittel, die sich bei einer sanften und ganzheitlichen Candida-Behandlung sehr bewährt haben:
- Kokosöl
- Grapefruitkern-Extrakt
- Oregano-Öl (als Kapseln)
- Apfelessig
- Granatapfel
- Knoblauch

3.1.7 Schimmelpilze

Obwohl Candida albicans die häufigste Pilzerkrankung im Darm darstellt, ist dies nicht der einzige Pilz, der dort vorkommen kann. Deshalb empfiehlt es sich, die Stuhlprobe auf weitere mykologische Erreger untersuchen zu lassen. Meist wird dies in einem Gesamtpaket (auch »Profil« genannt) angeboten. Je nach Labor kann nach den verschiedensten Pilzarten gesucht werden. Am häufigsten wird eine Untersuchung auf Schimmelpilze angeboten. Für eine noch eingehendere Diagnostik kann zusätzlich ein LTT-Test auf bestimmte Pilzarten durchgeführt werden.

Therapie
Zur Heilung von krankheitsauslösenden Pilzen im Darmtrakt können dieselben Therapiehinweise wie im vorhergehenden Kapitel über Candida-Pilze genutzt werden. Generell basiert eine Anti-Pilz-Therapie auf mehreren Säulen:
- Stärkung des Immunsystems
- Aufbau der Darmflora
- Beseitigung der Schwermetallbelastung (falls vorhanden)
- Sanfte antimykotische Heilmittel

3.1.8 Zusammenfassung: Was kann ich bei einem auffälligen Stuhlmarker tun?

Die in den vorangegangenen Kapiteln beschriebenen Therapiemaßnahmen für jeden einzelnen Stuhlmarker sind in Tabelle 5 noch einmal zusammengefasst.

Für die Therapie der auffälligen Stuhlmarker gilt allgemein, dass eine Heilung nur dann erfolgreich sein kann, wenn die unverträglichen Nahrungsmittel gemieden werden. Der Körper sollte über eine gesunde, abwechslungsreiche Ernährung mit so vielen Nährstoffen wie möglich versorgt werden. Am allerwichtigsten ist, die Ursache auszuschalten. Idealerweise eignet sich dazu die Frage nach dem Warum (hier einige Beispiele):
- Warum ist mein Darm entzündet?
- Warum konnte sich bei mir Candida albicans so stark ausbreiten?
- Warum ist mein pH-Wert im Darm so hoch?

WENN DIESER LABORWERT AUFFÄLLIG IST ...	... DANN SIND FOLGENDE THERAPIEMASSNAHMEN HILFREICH
pH-Wert (im Darm)	• Rechtsdrehende Milchsäure • Gesunde Ernährung (viel frisches Obst und Gemüse) • Darmbakterien
Darmbakterien	• Sauerkraut oder milchsauer eingelegtes Gemüse • Brottrunk • Produkte mit Darmbakterien (insbesondere effektive Mikroorganismen) • Präbiotika (z. B. Oligofructose oder Inulin) • Gesunde Ernährung
Alpha-1-Antitrypsin und Zonulin	• Unverträgliche Nahrungsmittel unbedingt meiden • L-Glutamin • E.-coli-Bakterien • Vitamin C (besonders empfehlenswert als Hochdosis-Infusion) • Zink • Lecithin • Omega-3-Fettsäuren • Darmbakterien
Sekretorisches Immunglobulin A (sIgA)	**Bei zu niedrigem Wert:** • Aminosäuren (auch als Infusion möglich) • Kolostrum • Maßnahmen, die das Immunsystem generell stärken **Bei erhöhtem Wert und gleichzeitig hohem Alpha-1-Antitrypsin/Zonulin:** • Maßnahmen wie bei Alpha-1-Antitrypsin und Zonulin beschrieben • Weitere Untersuchungen: Was muss das darmassoziierte Immunsystem bekämpfen?

Calprotectin (wenn stark erhöht)	**Weitere Untersuchungen:** • Hämoglobin-Haptoglobin-Komplex • M2-PK-Wert • Darmspiegelung Alle antientzündlichen Maßnahmen sind hilfreich, wie bei Alpha-1-Antitrypsin und Zonulin beschrieben
Candida (und Hefepilze allgemein)	• Entsprechende Candida-Ernährung (Vorsicht vor allem mit Zucker, Weißmehl etc.) • Nicht aushungern • Schwermetalle testen • Darmbakterien • Kokosöl • Grapefruitkernextrakt • Oregano-Öl

Tabelle 5: Überblick der wichtigsten Maßnahmen bei einem auffälligen Stuhlmarker

3.1.9 Tipps für die richtige Stuhlproben-Entnahme

Normalerweise ist die Entnahme einer Stuhlprobe für den Patienten recht einfach durchzuführen. Der Candida-Pilz hat allerdings spezielle Eigenschaften, die eine Diagnose des Pilzes im Stuhl erschweren können. Häufig haftet er in Form von Nestern an der Darmschleimhaut und ist deshalb nicht bei jeder Stuhlprobe sichtbar. Mit einigen einfachen Tricks gelingt es aber, dass er sich von der Darmschleimhaut löst und nachweisbar wird.

Bei einer Stuhlprobe gilt es daher folgende Punkte zu beachten:[11]

• Einige Tage vor der Stuhlprobe sollte faserhaltige Kost verzehrt werden (Vollkorn, Gemüse, Salate, Ballaststoffe), um den Candida-Pilz aus den Darmzotten zu lösen.

- Etwa zwei bis drei Tage vor der Stuhlprobe täglich ein Glas Wasser mit einem Esslöffel Apfelessig trinken. Dies verringert die Haftung der Pilze an der Darmwand.
- Eine Vermischung der Stuhlprobe mit Wasser im Toilettenbecken sollte vermieden werden.
- Der Stuhl sollte mit dem im Stuhlprobenset beiliegenden Plastikstab mehrmals durchgerührt werden, damit sich die Pilznester vermischen.
- An etwa fünf verschiedenen Stellen wird eine kleine Stuhlprobe mit dem Plastikstab entnommen.
- Bei der Untersuchung auf Candida sollten unbedingt mehrere Stuhlproben durchgeführt werden.
- Die Stuhlprobe sollte direkt zur Post gebracht werden und am Schalter (nicht im Briefkasten) abgegeben werden, damit sie schnellstmöglich das Labor erreicht. Der Versand an einem Freitag sollte vermieden werden, da die Proben sonst erst am folgenden Montag im Labor ankommen.

3.2 Heavy Metal für den Darm: Schwermetalle

Wenn von einer krank machenden Schwermetallbelastung die Rede ist, denkt man wahrscheinlich unwillkürlich an Minenarbeiter, der ständig mit Metallen in Kontakt kommen, oder an Personen, die bei ihrer Arbeit Quecksilberdämpfen ausgesetzt sind. In den letzten Jahren hat sich aber gezeigt, dass immer mehr Menschen von Schwermetallvergiftungen betroffen sind, obwohl sie durch ihre Tätigkeiten keinen Kontakt zu Schwermetallen haben. Die Umweltbelastung tut ein Übriges. Vor allem bei Reizdarm und Nahrungsmittelunverträglichkeiten sind häufig Schwermetalle im Spiel. Es gibt unzählige Berichte von Betroffenen, bei denen eine Heilung erst durch eine gezielte Schwermetallausleitung möglich war.

Eine Schwermetallbelastung als Ursache von Nahrungsmittelunverträglichkeiten und Reizdarm zu erkennen, ist meist schwierig, da der Zusammenhang nicht so direkt ist wie bei anderen Erkrankungen. Wenn man beispielsweise unter Sodbrennen leidet, würde man das betreffende Organ (also den Magen) und die Ernährung näher anschauen. Bei Schwermetallen sieht die Sache bedeutend komplizierter aus, da sie sich an verschiedenen Stellen im Körper einlagern können. Sie beeinflussen selten nur ein Organ, sondern können überall im Körper Schaden anrichten. Und das Dramatische an der Sache: Der Körper hat keine Abwehrmöglichkeiten, um einmal eingelagerte Schwermetalle von alleine loszuwerden.

Wie schon in *Kapitel 3.1 Das Wichtigste zuerst: Die Stuhldiagnostik* beschrieben, sollte bei Nahrungsmittelunverträglichkeiten zuerst eine Stuhlprobe durchgeführt und anschließend eine entsprechende Therapie eingeleitet werden. Verbessern sich danach die Probleme nicht oder nur in geringem Maß, dann wäre als zweiter Schritt ein Schwermetall-Test empfehlenswert. **Durch den einmaligen Test erhält man Gewissheit**, ob das Thema Schwermetalle in der weiteren Therapie eine Rolle spielt oder nicht. Schwermetalle können die Ursache und gleichzeitig auch die Lösung des Problems sein.

Es gibt einige Möglichkeiten, um abzuklären, ob der Körper mit Schwermetallen belastet ist. Persönlich würde ich nur eine **Chelatgabe mit EDTA** (Ethylendiamintetraessigsäure) **und DMPS** (Dimercaptopropansulfonsäure) mittels Infusion empfehlen. Diese Chelatbildner (Chelate = chemische Komplexverbindungen, die Metalle binden) wirken wie eine Art Magnet auf die eingelagerten Schwermetalle. Sie binden diese und transportieren sie zu den Nieren, wo sie über den Urin ausgeschieden werden.

Die Ausscheidung über den Urin findet nicht nur direkt nach der Infusion statt, sondern ist auch noch die folgenden vier bis sechs Stunden messbar. Eine orale oder auch rektale Gabe der Chelatbildner ist ebenfalls möglich. Allerdings ist dies nicht immer gut verträglich und die Wirksamkeit ist bedeutend geringer als bei einer Infusion.

Vor dem allerersten Test ist es sinnvoll, eine Urinprobe VOR der Ausleitung sowie eine Probe DIREKT DANACH zu nehmen.

Durch die Testung vor der Chelatgabe ergibt sich ein Referenzwert, wie viel Schwermetalle der Körper im Normalzustand ausscheidet. Außerdem ist es ratsam, beim ersten Test so viele Schwermetalle wie möglich zu überprüfen. Es ist gut möglich, dass bei einer Testung von nur fünf Metallen die Werte unauffällig sind und deshalb eine Schwermetallbelastung ausgeschlossen wird. Würden dagegen etwa 15 Metalle analysiert, sähe das Ergebnis vermutlich anders aus. Deshalb ist eine Analyse von mehr als zehn Schwermetallen bei der ersten Testung zu empfehlen. Manche Labore bieten sogar Tests mit 18 Schwermetallen an.

Eine wichtige Voraussetzung: Vor Beginn der Schwermetallausleitung sollten die Nieren anhand des **Cystantin-C-Werts** kontrolliert werden. Da die gebundenen Schwermetalle über die Nieren ausgeschieden werden, ist es sehr wichtig, dass die Nieren gesund sind und über eine gut funktionierende Ausscheidungskapazität verfügen. Ein mit der Schwermetallausleitung vertrauter Therapeut wird sich zweifelsohne um die korrekte Durchführung kümmern. Man muss als Patient in der Regel gar nicht mehr viel machen, außer zur Infusion zu erscheinen.

Ich möchte die Schwermetallausleitung mittels **Chelattherapie** in diesem Kapitel etwas eingehender beschreiben, da ich selbst die Erfahrung gemacht habe, dass es große Unterschiede zwischen den Therapien gibt. Diese wirken sich sowohl auf die Dauer als auch auf die Kosten der Behandlung aus. Die Liste mit Therapeuten, die Schwermetallausleitungen durchführen, ist inzwischen lang. Es gibt in jeder größeren Stadt mehrere Therapeuten mit entsprechenden Angeboten.

Ein wichtiger Aspekt bei der Chelattherapie: EDTA und DMPS sollten zusammen verabreicht werden. Das EDTA führt zur Ausscheidung vieler Metalle, außer Quecksilber. DMPS hingegen bindet Quecksilber gut.[12] Heilpraktiker beispielsweise setzen bei der Chelattherapie alternativ DMSA (Dimercaptobernsteinsäure) ein. DMPS und DMSA sind sich in der Wirkung ähnlich, jedoch darf DMPS nur von Ärzten verabreicht werden.

Vor der Schwermetallausleitung sollte der Therapeut über die EDTA- und DMPS-Mengen pro Test befragt werden. Normalerweise werden 1,9 g EDTA und 200 bis 250 mg DMPS verabreicht.[12] Mir ist es in diesem Zusammenhang passiert, dass ein Therapeut nur die Hälfte des EDTA verwendete (0,9 Gramm), aber den vollen Preis berechnete.

Da die Chelatbildner neben den Schwermetallen auch einige Mineralien und Spurenelemente anziehen, ist es sehr wichtig, dass direkt im Anschluss an die Ausleitung eine **Aufbauinfusion** mit verschiedenen Vitaminen, Mineralien und Spurenelementen gegeben wird. Diese Gabe kann über den Erfolg oder Misserfolg einer Schwermetalltherapie entscheiden. Mittlerweile wird bereits EDTA verabreicht, das mit Mineralien gesättigt ist, entweder als Na2Ca-EDTA oder Na2Mg-EDTA.

Manche Therapeuten bieten auch die Möglichkeit an, dass man während der Ausleitung an ein Gleichstromgerät angeschlossen wird, um die Ausleitungsmenge zu erhöhen. Ich kenne beides im Vergleich: Ich absolvierte einen Schwermetalltest mit Gleichstromgerät und anschließend eine Ausleitung ohne Gleichstrom. Dabei waren fast keine Mengenunterschiede bei den ausgeleiteten Schwermetallen zu erkennen. Ich sehe in der Gleichstrombehandlung keinen Nutzen, auch die zusätzlichen Kosten sind nicht unerheblich.

Ebensowenig empfehlen würde ich eine **Schwermetalltestung mittels Haaranalyse oder Bluttest**. Schwermetalle schwimmen nicht im Blut durch den Körper. Es wäre viel zu toxisch und eine zu große Anstrengung für den Organismus, die Schwermetalle ständig in der Blutbahn zirkulieren zu lassen. Vielmehr lagert der Körper die Schwermetalle im Bindegewebe ein. Eine Haaranalyse würde diesem Prinzip schon eher gerecht, da eine Einlagerung der Schwermetalle auch in den Haaren möglich ist. Allerdings wachsen Haare ständig nach beziehungsweise werden abgeschnitten und liefern damit nur Informationen über die eingelagerten Schwermetalle der letzten Wochen oder Monate. Außerdem lagert der Körper die Schwermetalle nicht unbedingt in den Haaren ein. Damit würde eine Haaranalyse ein negatives Ergebnis bringen, obwohl sich vielleicht in einer anderen Körperregion viele Schwermetalle ansammeln. Die Chelattherapie dagegen mobilisiert und bindet die Schwermetalle im gesamten Körper, da die Chelate über das Blut fast jede Stelle des Körpers erreichen. Mit der Chelattherapie kann eine viel bessere Aussage über eine Schwermetallbelastung getroffen werden.

Zusammenfassend lässt sich sagen, dass es einige gute Gründe gibt, um bei Nahrungsmittelunverträglichkeiten eine Schwermetallanalyse durchzuführen:

- Nahrungsmittelunverträglichkeiten stehen häufig in engem Zusammenhang mit Schwermetallbelastungen.
- Schwermetalle wirken systemisch, also im ganzen Körper, und können dadurch viele wichtige (Stoffwechsel-)Prozesse blockieren.
- Der Körper kann eingelagerte Schwermetalle nicht von selbst loswerden.

Therapie

Wird eine erhöhte Schwermetallbelastung mittels Chelat-Ausleitung festgestellt, sollte anschließend eine entsprechende Therapie begonnen werden. Das Interessante bei der Chelattherapie ist, dass der Test sowie die darauffolgende Therapie gleich ablaufen. An den Tagen, an denen die Werte überprüft werden sollen, wird nach der Infusion Urin gesammelt und in ein Labor geschickt. Bei allen weiteren Therapiesitzungen ist die Vorgehensweise genau gleich, nur wird der Urin danach nicht ins Labor geschickt. Je nachdem, wie stark erhöht die Werte im ersten Test waren, wird nach etwa der fünften Ausleitung erneut ein Test durchgeführt.

Die Anzahl, nach wie vielen Ausleitungen erneut gemessen wird, ist nicht festgeschrieben. Beispielsweise kann bei recht hohen Schwermetallwerten ein Test auch erst nach sieben oder acht Ausleitungen durchgeführt werden. Dies sollte immer individuell, abhängig von den gemessenen Werten, mit dem Therapeuten besprochen werden.

ELEMENTANALYTIK Toxische Metalle nach DMSA/EDTA			
Kreatinin im Urin 2*	0.36	g/l	> 0.10
*Aluminium im Urin n. Stimulation	**35.6 +**	µg/g Krea	< 15.0
Arsen im Urin n. Stimulation*	**33.6 +**	µg/g Krea	< 15.0
Blei im Urin n. Stimulation	4.6	µg/g Krea	< 10.0
Cadmium im Urin n. Stimulation	< 1.39	µg/g Krea	< 3.00
Gold im Urin n. Stimulation*	< 0.6	µg/g Krea	< 2.0
Kobalt im Urin n. Stimulation*	**112.10 +++**	µg/g Krea	< 1.00
*Befund durch Doppelbestimmung bestätigt.			
Kupfer im Urin n. Stimulation	164.8	µg/g Krea	> 30.0
Palladium im Urin n. Stimulation*	< 0.6	µg/g Krea	< 2.0
Platin im Urin n. Stimulation*	< 0.6	µg/g Krea	< 2.0
Quecksilber im Urin n. Stimulation	< 1.4	µg/g Krea	< 5.0
Silber im Urin n. Stimulation*	< 1.4	µg/g Krea	< 3.0
Zink im Urin n. Stimulation	22073	µg/g Krea	> 2000
Zinn im Urin n. Stimulation*	< 1.4	µg/g Krea	< 5.0

Abb. 17: Mein eigener Schwermetallbefund

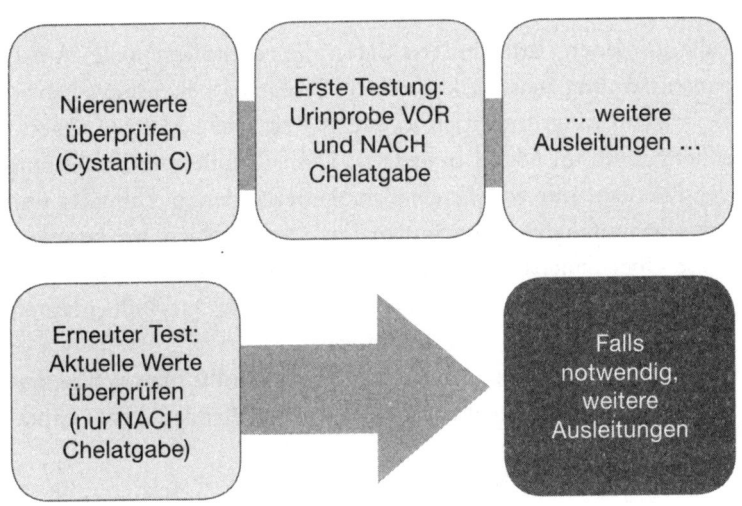

Abb. 18: Vorgehen bei einer Schwermetallausleitung mit Chelaten

Bei der Schwermetallausleitung mittels Chelattherapie sind einige Aspekte zu beachten:
- Am Tag der Ausleitung sollte sehr viel getrunken werden (mindestens 2,5 Liter), da die Schwermetalle über die Nieren ausgeschieden werden.
- Der pH-Wert im Urin sollte regelmäßig überprüft werden und gegebenenfalls eine Baseninfusion vor der Chelatgabe verabreicht werden.
- Da auch bestimmte Spurenelemente mit ausgeleitet werden, kann die Einnahme von Nahrungsergänzungsmitteln (besonders Zink und Selen) hilfreich sein.
- Eine Schwermetallausleitung sollte nicht durchgeführt werden, wenn man erkältet oder anderweitig geschwächt ist, da sonst das Immunsystem zusätzlich belastet wird.

Bei einem erhöhten Quecksilberwert und **Amalgamfüllungen** im Mund sollte auf keinen Fall der Fehler gemacht werden, diese schnellstmöglich entfernen zu lassen. Es gibt einige dokumentierte

Fälle, in denen Patienten erst durch die (unprofessionelle) Amalgamentfernung massive körperliche Probleme bekommen haben. Bei diesem Eingriff werden in kurzer Zeit große Mengen Quecksilberdämpfe im Mund freigesetzt. Deshalb sollte die Entfernung der Plomben nur von einem darauf spezialisierten Zahnarzt und mit sehr umfangreichen Schutzmaßnahmen erfolgen, wie beispielsweise einer Sauerstoffzufuhr über die Nase, Schutzbrillen für die Augen, einem Schutzgummi über den Zähnen, Quecksilberdampf-Absaugung, Mundspülungen und mehr.

Mein Tipp: Vor einer Amalgamentfernung sollte man sich umfassend über die Schutzmaßnahmen in der betreffenden Zahnarztpraxis informieren.

Alternativ zur Schwermetallausleitung mit Chelaten gibt es noch eine natürliche Methode, die **Schwermetallausleitung nach Dr. Klinghardt**. Dabei kommen spezielle Kräuter, insbesondere die Chlorella-Alge, Bärlauch sowie Koriander zum Einsatz. Und man sollte sich bewusst sein, dass die Therapie um einiges länger dauern kann als bei der Infusionstherapie mit Chelaten.

Bei der Einnahme von Chlorella ist auf allerhöchste Qualität zu achten. Da die Chlorella-Alge eine hohe Anziehungskraft für Schwermetalle hat, besteht die Gefahr, dass Algen aus einem verunreinigten Anbaugebiet bereits mit Schwermetallen belastet sind. Dann würden dem Körper weitere Schwermetalle zugeführt werden, anstatt die eingelagerten Schwermetalle auszuleiten. Deshalb ist eine intensive Recherche über Herkunft und Qualität der Chlorella-Alge wichtig.

3.3 Die Verdauungskraft stärken

Wie beschrieben, handelt es sich bei Nahrungsmittelunverträglichkeiten in erster Linie um Verdauungsprobleme. Das bedeutet, dass die Nahrung aus verschiedenen Gründen nicht mehr richtig verdaut beziehungsweise aufgeschlossen werden kann. So ist es naheliegend, dass ein oder mehrere Verdauungsorgane nicht optimal funktionieren. Zu den Hauptverdauungsorganen gehören der Mund, der Magen, die Galle, die Bauchspeicheldrüse und der Darm. Die Reihenfolge der Verdauung ist dabei entscheidend. Wenn die Verdauungsorgane im vorderen Teil der Kette nicht richtig werken, dann muss das letzte Glied in der Kette (also der Darm) dies ausbaden.

Deshalb kann es auch sein, dass zwar der Darm Beschwerden bereitet, die eigentliche Ursache dafür aber in einer **Verdauungsschwäche** von Magen, Galle oder Bauchspeicheldrüse liegt. Dann kann man sich noch so sehr um den Darm kümmern, die Probleme würden immer wieder auftreten, solange im vorderen Teil der Verdauungskette schlechte Vorarbeit geleistet wird.

Für den Darm wurden die Diagnose- und Therapiemöglichkeiten in *Kapitel 3.1* erläutert. Im Folgenden geht es um taugliche Möglichkeiten, wie **die oberen Verdauungsorgane** gestärkt werden können. Eine Verdauungsschwäche bedeutet keine ernsthafte Erkrankung von Magen, Galle oder Bauchspeicheldrüse, sondern nur, dass diese Verdauungsorgane ihre Funktion nicht mehr mit voller Leistung ausführen können. Das Ziel einer Therapie sollte sein, dass alle Verdauungsdrüsen wieder bestmöglich funktionieren, man den Organen so viele Verdauungssäfte wie möglich entlockt und damit wieder »gut im Saft steht« (siehe *Tabelle 6*).

Auch hier gilt es einige Regeln zu beachten, die allgemein bekannt sind, jedoch im Alltag gern in Vergessenheit geraten. Eine davon lautet: Prinzipiell sollte nicht ständig nur aufgrund eines Appetitgefühls gegessen werden, wenn man eigentlich satt ist und keinen Hunger hat. Denn erst mit dem Hunger signalisieren die Verdauungsorgane, dass sie bereit sind, neue Nahrung aufzunehmen.

Der Unterschied zwischen Hunger und Appetit ist, dass Appetit die Lust beziehungsweise das psychische Bedürfnis bezeichnet, etwas zu essen. Hunger dagegen ist das körperliche Bedürfnis nach Nahrung. Bei kranken Menschen ist es häufig so, dass der Appetit fehlt. Umgekehrt ist ein guter Appetit Ausdruck für eine starke Lebensenergie. Wenn ständig nur nach Appetit gegessen wird, dann müssen die Verdauungsorgane durchgehend arbeiten! Dies wirkt sich besonders kritisch aus, wenn sie bereits geschwächt sind.

Eine sehr gute Möglichkeit, um die oberen Verdauungsorgane (Magen, Galle und Bauchspeicheldrüse) zu stärken und sie zur Sekretion von mehr Verdauungssäften anzuregen, sind **Bitterstoffe**. Diese können beispielsweise als Tee, als Extrakt aus Kräutern in Kapselform oder als Verdauungstropfen eingenommen werden. Wichtig ist, die Bitterstoffe etwa 30 Minuten vor einer Mahlzeit einzunehmen. Sie können damit bereits im Mund wirken. Denn der Erstkontakt findet über die Geschmacksknospen statt und ein Teil der heilenden Wirkung setzt über den bitteren Geschmack ein.

In der **Ayurveda-Medizin** sind ebenfalls viele Hinweise zur Stärkung der Verdauungsorgane zu finden. In dieser indischen Heilkunst wird der Verdauungskraft ein zentraler Platz eingeräumt, weil sie in direkter Beziehung zur gesamten Lebenskraft eines Menschen steht. Die Verdauungskraft wird im Ayurveda auch als »Verdauungsfeuer« oder »Agni« bezeichnet. Zur Stärkung des Agni werden vor allem **heißes Wasser sowie Ingwer, Salz und Zitrone** eingesetzt. Dazu reibt oder hackt man vor jeder Mahlzeit etwas frischen Ingwer, fügt ein paar Tropfen Zitronensaft und eine Prise Salz hinzu und zerkaut alles. Heißes Wasser kann zu jeder Tageszeit getrunken werden, um die Verdauungskraft zu stärken.

VERDAUUNGS-ORGAN	MASSNAHMEN ZUR STÄRKUNG DIESES VERDAUUNGSORGANS
Generell zur Stärkung der Verdauungskraft	• Bitterstoffe • heißes Wasser • Ingwer • Zitrone • Salz
Magen	• Bitterstoffe • Zitronensaft • Apfelessig • Betain-HCl-Kapseln
Galle	• Fettzufuhr reduzieren • Stress oder Ärger als Auslöser? • Artischockenextrakt als Kapsel • Tee mit Löwenzahn, Pfefferminze oder Schafgarbe
Bauchspeicheldrüse	• Verzicht auf Alkohol • Bitterstoffe • Pankreas-Enzyme • »Sanamal 132« und »Salumal 133« (Firma Hofmann & Sommer)

Tabelle 6: Maßnahmen zur Stärkung der Verdauungskraft

3.3.1 Magen

Um den Magen in seiner Funktion zu unterstützen, gibt es viele gute Heilmittel. Ob der Magen geschwächt ist, ist nicht immer eindeutig messbar. Deshalb sollte bei Magenproblemen besonders auf die Symptome geachtet werden, wie zum Beispiel ständiges Völlegefühl (die Mahlzeiten liegen wie ein Stein im Magen), Aufstoßen, Sodbrennen, Appetitlosigkeit, Magenkrämpfe oder (stechende)

Magenschmerzen. Häufig treten die Symptome nach einer Mahlzeit auf, da der Magen zu dieser Zeit am meisten leisten muss.

Folgende Fragen können bei der Diagnose von Magenproblemen zielführend sein:
- Treten die Probleme nach jeder Mahlzeit auf?
- Wirken sich bestimmte Lebensmittel besonders kritisch aus?
- Sind die Beschwerden stärker in Zeiten psychischer Belastung?

Ein häufiger Grund für Magenprobleme ist, dass **zu wenig Salzsäure** im Magen gebildet wird. Für eine ordnungsgemäße Verdauung ist genügend Magensäure unerlässlich. Bei Sodbrennen werden oft Magensäureblocker (Protonenpumpenhemmer) verschrieben, welche die Produktion von Magensäure unterdrücken. Die Annahme, die dahintersteht: Das saure Aufstoßen ist bedingt durch ein Zuviel an Magensäure. Jedoch ist oft das Gegenteil der Fall: Die Ursache ist nicht zu viel, sondern zu wenig Magensäure.

Wenn nur wenig Magensäure zur Verfügung steht, muss sich der Magen besonders anstrengen, um die Nahrung zu zersetzen. Dazu benötigt er vor allem zwei Dinge: viel Zeit und heftige Mischbewegungen. Liegt der Speisebrei aber lange im Magen, fängt er an zu gären. Dadurch wird viel Säure gebildet, die jedoch in keiner Weise den Verdauungsvorgang verbessert (anders als es bei der Magensäure der Fall ist). Der Magen versucht nun, den Mangel an Magensäure mit heftigen Muskelbewegungen auszugleichen. Erst durch diese kräftigen Bewegungen ist es möglich, dass der Mageninhalt entgegen der Schwerkraft weit nach oben in die Speiseröhre gelangen kann. Sodbrennen ist die Folge. Bei zu viel Magensäure läuft die Verdauung dagegen hauptsächlich durch eine chemische Zersetzung über die Magensäure ab und es bedarf viel weniger mechanischer Muskelbewegung. Wenn bereits zu wenig Magensäure vorhanden ist und die verbleibende Produktion durch Magensäureblocker fast vollständig zum Erliegen kommt, wird der Speisebrei schlecht vorverdaut. Auch die Bauchspeicheldrüse schüttet daraufhin viel weniger Verdauungsenzyme aus, da sie das Signal zur Ausschüttung über die Magensäure bekommt. Der Darm ist dann vollkommen mit der Verdauungsarbeit überlastet.

Wird die Magensäureproduktion über Jahre durch Magensäureblocker unterdrückt, dann ist der Körper dieser Überlastung trotz ausgeklügelter Puffersysteme nicht mehr gewachsen. Ernsthafte Probleme, besonders des Darms, sind damit vorprogrammiert.

Die Gründe für einen Mangel an Magensäure können vielfältig sein:
- Medikamenteneinnahme
- Langfristige salzarme Ernährungsweise
- Vegetarische oder vegane Ernährung
- Infektion mit dem Bakterium Helicobacter pylori
- Dauerhafter Stress
- Altersbedingte Verringerung der Magensäureproduktion

Eine weitere wichtige Aufgabe der Magensäure ist das Aufspalten von **Aminosäuren**. Wird dieser Schritt unzureichend erledigt, kann auch der Darm dies nicht mehr nachholen, da er keine Salzsäure zur Aufspaltung der Proteine bilden kann. Es kommt deshalb im Darm zur Gärung – mit der Bildung von Alkohol und organischen Säuren. Auf lange Sicht kann dies Darmflorastörungen und Pilzerkrankungen nach sich ziehen.

Durch die mangelnde Aufspaltung der Proteine in Aminosäuren kann über einen gewissen Zeitraum auch ein eklatanter Mangel an Aminosäuren entstehen. Da Aminosäuren an sehr vielen lebenswichtigen Prozessen beteiligt sind, würde sich ein Mangel an Magensäure nicht nur lokal auf Probleme des Magens beschränken, sondern hätte Auswirkungen auf sehr viele weitere Abläufe im Körper. Weiterhin können die unverdauten Fremdeiweiße ins Blut gelangen. Sie werden dort vom Immunsystem als Eindringlinge eingestuft und können in der Folge weitere Beschwerden verursachen.

Ähnlich wie bei den Proteinen verhält es sich mit der Aufspaltung des Vitamins B12 sowie anderen Vitaminen und Mineralstoffen. Da Vitamin B12 an ein Protein-Trägermolekül gebunden ist, kann es nur durch Magensäure und das im Magen vorkommende Enzym Pepsin aufgespalten und nutzbar gemacht werden. Deshalb ist bei einem Mangel an Magensäure auch die Aufnahme von Vitaminen und Mineralien verringert oder sogar vollständig blockiert.

Es zeigt sich also, dass ein gut funktionierender Magen äußerst wichtig für den gesamten Verdauungsprozess ist. Ein Mangel an Magensäure kann folgende negative Auswirkungen nach sich ziehen:
- Verminderte Aufspaltung von Proteinen, was zu einer schlechten Verwertung der Aminosäuren führt.
- Störung der Darmflora, da die ungenügend vorverdaute Nahrung den Darm belastet und Gärungsprozesse erzeugt.
- Schlechte Verwertung von Vitaminen und Mineralien.
- Bakterien und Parasiten können leichter in den Körper eindringen, da diese von der Magensäure nicht ausreichend abgetötet werden.

Im Volksmund gibt es seit Jahrhunderten viele Sprichwörter über den Magen, wie zum Beispiel: »Das schlägt mir auf den Magen« oder »Da habe ich kein gutes Bauchgefühl«. Dies verdeutlicht, dass es auch eine enge Verbindung zwischen dem psychischen Zustand eines Menschen und dem Magen gibt. Doch der psychische Einfluss auf Magenprobleme kann nicht so einfach in Prozent oder Zahlen gemessen werden.

Mit einer einfachen Frage lässt sich recht gut überprüfen, inwieweit die psychische Situation Einfluss auf den Magen hat: Sind die Magenprobleme in psychisch angespannten Zeiten stärker vorhanden beziehungsweise bessern sie sich in entspannten Phasen, also zum Beispiel am Wochenende oder im Urlaub? Diese Selbstanalyse lässt sich auch gut bei anderen Beschwerden und Organen anwenden.

Therapie
Wenn aufgrund verschiedener Symptome vermutet wird, dass der Magen zu wenig Magensäure produziert, ist es natürlich das vorrangige Ziel, die Magensäureproduktion zu verbessern. Falls Magensäureblocker eingesetzt werden, dann sollte man in Absprache mit dem Arzt versuchen, diese wieder abzusetzen. Stattdessen sollten Magensaft-aktivierende Maßnahmen ergriffen werden.

Um die Magensäureproduktion zu steigern, eignen sich ganz besonders **Bitterstoffe**. Als Tee etwa 30 Minuten vor einer Mahlzeit eingenommen, können sie die Verdauung deutlich anregen.

Eine wichtige Voraussetzung: Ohne Salz kann keine Salzsäure gebildet werden. Bei einer langfristig sehr salzarmen Lebensweise hat der Körper also nicht genügend »Baumaterial«, um die Magensäure zu erzeugen. In diesem Fall bietet sich zuallererst die Erhöhung der Salzzufuhr über die Ernährung an. Zudem kann morgens **ein Glas Salzwasser** getrunken werden. Dazu mischt man einen gehäuften Teelöffel Salz in etwa 300 ml Wasser. Die Konzentration des Salzes im Wasser sollte aber nur so hoch sein, dass es noch trinkbar ist und mild salzig schmeckt. Für das Salzgetränk sollte hochwertiges, natürliches Salz ohne Jodzusatz verwendet werden, wie beispielsweise Meer-, Kristall- oder Steinsalz.

Eine weitere hilfreiche Maßnahme, um die Magensäureproduktion anzukurbeln, ist die Einnahme von **Zitronensaft** oder **Apfelessig**. Durch die zusammenziehende, saure Eigenschaft wirken beide über den Geschmack bereits im Mund. Meine Empfehlung: Vom Zitronensaft oder Apfelessig nimmt man einen Esslöffel voll (eventuell verdünnt mit etwas Wasser) vor jeder Mahlzeit ein.

Die fehlende Magensäure kann auch direkt zugeführt werden, beispielsweise über **(Betain-)HCl-Kapseln**. Sie enthalten Salzsäure (HCl – Chlorwasserstoffsäure, Hydrochlorid), die Bestandteil der Magensäure ist. Diese Ergänzungsmittel sollten auch direkt vor einer Mahlzeit eingenommen werden, die enthaltene Salzsäure steht dann sofort zur Verfügung. Im Gegensatz dazu müssen natürliche Heilmittel wie Bitterstoffe, wie erwähnt, rund 30 Minuten vor der Mahlzeit eingenommen werden, da sie den Magen anregen, mehr Magensäure zu produzieren. Und dieser Prozess braucht etwas Vorlaufzeit.

3.3.2 Galle

Die Hauptaufgabe der Gallen ist die Fettverdauung. Die Gallensäure wird in der Leber gebildet und etwa 50 bis 60 ml können in der Gallenblase gespeichert werden. Über den Botenstoff Cholecystokinin (CCK) signalisiert der Körper, dass fetthaltige Nahrung aufgenommen wurde. Daraufhin erschlafft der Schließmuskel und die Gallenflüssigkeit gelangt in den Zwölffingerdarm. Neben dem Botenstoff CCK ist auch das vegetative Nervensystem an der Öffnung und Schließung des Muskels beteiligt, daher kann auch Stress eine Ursache von Beschwerden sein.

Nicht umsonst sind viele Sprichwörter entstanden, die den engen Zusammenhang zwischen Emotionen und der Galle aufzeigen. Wenn jemand beispielsweise wütend ist, dann »spuckt er Gift und Galle« oder »kommt ihm die Galle hoch«. Bei ständigem Ärger und Anspannung kann aus den Gallenproblemen sogar ein eigenes chronisches Krankheitsbild entstehen.

Da die Galle hauptsächlich für die Fettverdauung verantwortlich ist, zeigt sich eine schwache Verdauungsleistung der Galle besonders nach fettreichen Mahlzeiten. Dies äußert sich etwa durch ein Druckgefühl im Oberbauch oder durch einen glänzenden Stuhl, der aufgrund des unverdauten Fetts auf der Wasseroberfläche schwimmt.

Eine Verdauungsschwäche der Galle ist aber nicht zu verwechseln mit Gallensteinen. Dabei sind die Gallengänge verstopft, während bei einer schwachen Verdauungsleistung zu wenig Gallenflüssigkeit produziert wird.

Therapie
Als erste Maßnahme bei einer Verdauungsschwäche der Galle sollte die **Fettzufuhr reduziert werden**, zumindest für die Zeit der Therapie. Dies entlastet die Galle in ihrer Arbeit sowie den gesamten Körper, da dieser sonst ständig mit schlecht verdauten Nahrungsbestandteilen zu kämpfen hat.

Ein wichtiger Teil sollte bei der Therapie nicht vernachlässigt werden: der enge Zusammenhang zwischen Gefühlslage und Gallentätigkeit. Insbesondere **negative Emotionen wie Wut, Ärger oder übermäßiger Stress** können starke Auswirkungen haben. Um zu überprüfen, inwieweit sich solche Stimmungen auswirken, sollte die Verdauungsleistung der Galle in Abhängigkeit von bestimmten Situationen betrachtet werden: Sind die Symptome besonders in Stress- oder Wutsituationen stark ausgeprägt? Wie ist die Verdauungsleistung in ruhigen Momenten?

Wenn sich herausstellt, dass hauptsächlich die Gefühlslage für die Gallenprobleme zuständig ist und in ruhigeren Phasen keine Beschwerden auftreten, dann ist dies ein recht eindeutiges Zeichen, dass die Galle auf der physischen (also der körperlichen) Ebene gut funktioniert und prinzipiell in der Lage ist, ausreichend Verdauungssäfte zu produzieren. Umso mehr sollte dann auf der psychischen Ebene weitergearbeitet werden.

Die Verdauungsleistung der Galle kann auf sanfte Art mit verschiedenen Heilkräutern wie **Artischocke, Löwenzahn, Pfefferminze oder Schafgarbe** verbessert werden. Diese werden als Tee etwa 15 bis 30 Minuten vor einer Mahlzeit getrunken. Artischocken werden auch als Kapseln angeboten. Persönlich habe ich gute Erfahrungen mit dem Produkt »Ardeycholan« (Trockenextrakt aus Artischockenblättern) gemacht.

3.3.3 Bauchspeicheldrüse

Die Bauchspeicheldrüse, medizinisch Pankreas genannt, spielt bei der Verdauung eine wichtige Rolle. Sie sorgt durch Enzyme für die Aufspaltung von Proteinen, Kohlenhydraten und Fetten. Die Bauchspeicheldrüse hat zwei wesentliche Aufgaben: zum einen die Drüsenfunktion nach innen (endokrin) zur Regulierung des Blutzuckerspiegels mittels Hormonen. Zum anderen die Verdauungsfunktion nach außen (exokrin) durch die Abgabe von Verdauungsenzymen in den Zwölffingerdarm. Im Folgenden wird speziell die Verdauungsfunktion (exokrin) näher betrachtet.

Eine schwache Verdauungsleistung der Bauchspeicheldrüse sollte nicht mit einer Bauchspeicheldrüsenentzündung (Pankreatitis) verwechselt werden. Dabei zeigen sich häufig starke Schmerzen im Oberbauch, die bis in den Rücken ausstrahlen können und nicht selten zu Übelkeit und Erbrechen führen.

Was bei Nahrungsmittelunverträglichkeiten und Reizdarm vielmehr ins Gewicht fällt, ist eine **mangelnde Enzymproduktion**. Diese wird als **Bauchspeicheldrüsenschwäche** bezeichnet. Wenn zu wenige Enzyme für den Verdauungsvorgang vorhanden sind, dann gelangt der Nahrungsbrei schlecht vorverdaut in den Darm und verursacht dort weitreichende Probleme. Zudem kann über längere Zeit ein Defizit an Nährstoffen und Mineralien im Körper entstehen. Sie können aufgrund der fehlenden Enzyme nicht ausreichend aufgenommen werden. Die häufigsten Symptome einer Bauchspeicheldrüsenschwäche sind Gewichtsverlust, Blähungen, Durchfall und Völlegefühl.

Diese Ursachen können zu einer Schwächung der Bauchspeicheldrüse führen:
- Übermäßiger Alkoholkonsum
- Diabetes
- Langfristiger, übermäßiger Stress
- Gallenwegserkrankungen

- Mangelnde Magensaftbildung
- Starke Übersäuerung des Körpers
- Altersbedingtes Nachlassen der Funktion

Da die Gallenblase und die Bauchspeicheldrüse anatomisch sehr nahe beieinanderliegen, können sich beide Organe gegenseitig beeinflussen. Es ist auch möglich, dass die Ursache der Bauchspeicheldrüsenschwäche in einer mangelhaften Magensaftsekretion liegt. Der normalerweise stark saure Speisebrei gelangt in den Zwölffingerdarm und löst durch den sauren pH-Wert die Enzymausschüttung der Bauchspeicheldrüse aus. Wenn der Speisebrei nur wenig Magensäure enthält und damit nicht sauer genug ist, fehlt der Reiz zur Auslösung der Enzymabgabe.

Eine weitere Ursache einer mangelhaften Verdauungsleistung der Bauchspeicheldrüse kann eine starke Übersäuerung des Körpers sein. Die Enzyme der Bauchspeicheldrüse benötigen einen pH-Wert um 8,5, damit sie aktiv werden können. Wenn der Speisebrei aus dem Magen kommt (pH-Wert: 1 bis 2), dann ist er sehr sauer.

Im Bauchspeicheldrüsensekret ist ein großer Teil an Natriumbikarbonat enthalten, damit der saure Speisebrei den entsprechenden pH-Wert von 8,5 erreicht und die Enzyme wirken können. Bei einer starken Übersäuerung des Körpers steht bedeutend weniger Natriumbikarbonat zur Verfügung, sodass die Enzyme der Bauchspeicheldrüse in dem zu sauren Speisebrei ihre Wirkung nicht richtig entfalten können.

Die Verdauungsleistung der Bauchspeicheldrüse kann über die Pankreas-Elastase im Stuhl gemessen werden. Die **Pankreas-Elastase** ist ein Enzym, das in der Bauchspeicheldrüse gebildet und dann mit dem Stuhl ausgeschieden wird. Der Referenzwert liegt bei > 200 µg. Bei Werten von 100–200 µg spricht man von einer leichten und bei weniger als 100 µg von einer schweren Insuffizienz. Ich empfehle, den Test unbedingt mehrmals durchzuführen, da starke Schwankungen, abhängig von der verzehrten Nahrung und der Stuhlprobe, auftreten können. Drei unterschiedliche Messungen sollten dann eine recht verlässliche Diagnose über die Verdauungsleistung der Bauchspeicheldrüse ermöglichen. Die Pankreas-Elastase kann gleich im Zuge einer Stuhldiagnostik (siehe *Kapitel 3.1*) mitbestimmt werden.

Therapie
Die Therapie einer Bauchspeicheldrüsenschwäche gestaltet sich nicht ganz einfach. Dies hat vor allem mit der Lage des Organs im Körper zu tun. Wenn ein zu geringer Pankreas-Elastasewert festgestellt wird, dann gibt es zwei Therapieansätze: Die Stimulierung der Bauchspeicheldrüse, damit diese selbst mehr Verdauungsenzyme produziert, oder die Zufuhr von (künstlichen) Verdauungsenzymen. Durch die zugeführten Enzyme wird einerseits die Verdauung der Nahrung verbessert und gleichzeitig die Bauchspeicheldrüse entlastet. Damit erhält sie die Möglichkeit, sich zu regenerieren.

Ein wichtiger Aspekt bei der Therapie der Bauchspeicheldrüse ist der **absolute Verzicht auf Alkohol**. Dieser ist bei Heilungsprozessen allgemein nicht dienlich. Die Bauchspeicheldrüse reagiert besonders sensibel auf zu viel Alkohol.

Generell sind für die Bauchspeicheldrüse, wie auch für Magen und Galle, Bitterstoffe sehr empfehlenswert, um ihr mehr Verdauungssaft zu entlocken. Bewährte Mittel zur Leistungsverbesserung der Bauchspeicheldrüse sind »Sanamal 132« sowie »Salumal 133« (Firma Hofmann & Sommer). Bei beiden Mitteln ist die Anwendung gleich: Etwa eine halbe Stunde vor einer Mahlzeit werden 20 Tropfen eingenommen.

Inzwischen gibt es eine große Auswahl an Ergänzungsmitteln, die **Pankreas-Enzyme** enthalten. Diese Präparate können über ihre Enzymwirkung Eiweiße, Fette und Kohlenhydrate aufspalten. Um den Wirkungsgrad der verschiedenen Mittel vergleichbar zu machen, wird die Einheit FIP verwendet (Fédération Internationale Pharmaceutique). Eine FIP-Einheit entspricht dabei der Enzymmenge, die in einer Minute unter standardisierten Bedingungen 1 Mikromol (µmol) Substrat umsetzt. Diese Einheit wird für die Proteinverdauung (Protease), die Kohlenhydratverdauung (Amylase) sowie für die Fettverdauung (Lipase) verwendet. Anhand von drei ausgewählten Präparaten sollen hier die Unterschiede der einzelnen Mittel dargestellt werden.

Das Produkt »**Nortase**« von der Firma Repha wird auf der Basis von Pilzkulturen hergestellt. Diese sind weniger empfindlich gegenüber einem zu sauren Milieu im Zwölffingerdarm und können deshalb niedriger dosiert werden. Pro Kapsel ergeben sich 7000 FIP Protease aus Aspergillus oryzae, 49 FIP Amylase aus Aspergillus oryzae und 630 FIP Lipase aus Aspergillus oryzae.

Ein höher dosiertes Präparat, das aus Pankreaspulver vom Schwein hergestellt wird, ist »**Pankreatin 20.000**«. Es wird von verschiedenen Herstellern angeboten. Es enthält pro Kapsel 1000 FIP-Einheiten Protease, 18.000 FIP Amylase und 20.000 FIP Lipase. Da das Pankreaspulver säureempfindlich ist, sind die Kapseln magensaftresistent.

Das Enzympräparat »**Papain & Bromelain**« von Nature Power verfolgt hingegen einen anderen Ansatz. Dabei werden pflanzliche Enzyme aus der Ananas (Bromelain) und aus der Papaya (Papain) genutzt. Beide Früchte (besonders die Kerne) enthalten Enzyme, die positive Eigenschaften für die menschliche Bauchspeicheldrüse haben.

Anhand dieser drei Präparate ist erkennbar, dass es verschiedene Ansätze in der Enzymtherapie gibt. Eine Bewertung, welches Präparat besser wirkt, ist nicht möglich, da jeder Mensch unterschiedlich auf die Mittel reagiert.

Untersuchung	Ergebnis	Dimension	Vorwert	Referenzbereich
Klinische Chemie Elastase. pankreat. i. St.	51	µg/g Stuhl mittl. bis leichte Insuff. : 100-200 µg/g Stuhl schwere Insuffizienz : <100 µg/g Stuhl		200 – 500

Abb. 19: Mein eigener Pankreas-Elastasewert vor der Behandlung

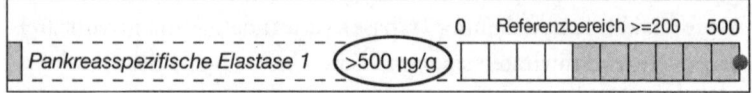

Abb. 20: Mein eigener Pankreas-Elastasewert nach der Behandlung mit Sanamal 132 und Pankreas-Enzymen

3.4 Bakterielle Erreger, Viren und Parasiten

Eine weitere Ursache für Nahrungsmittelunverträglichkeiten und Reizdarm können Parasiten beziehungsweise Würmer im Darm, schädliche Bakterien oder eine Viruserkrankung sein. Das Tragische an der Sache ist, dass der eigene Körper diesen Schädlingen Nahrung und Schutz gibt (»Wirt«) und sie sich dadurch weiter vermehren können. Zum Glück aber hat das Immunsystem etwas gegen dieses Nutznießertum. Nur kann es vorkommen, dass selbst die Immunabwehr mit der Bekämpfung überfordert ist.

Um einen Befall mit Parasiten oder Würmern festzustellen, werden vom Hausarzt oder Gastroenterologen eine oder noch besser mehrere Stuhlproben untersucht. Viren dagegen werden meist über Blutproben analysiert.

Reisemedizinische Zentren oder Tropeninstitute haben viel Erfahrung auf diesem Gebiet, da besonders Reisende oft mit solchen Problemen zu kämpfen haben. Zusätzlich zur medizinischen Diagnostik ist es also sinnvoll, darüber nachzudenken, ob die Entstehung einer Nahrungsmittelunverträglichkeit in einem zeitlichen Zusammenhang mit einem Auslandsaufenthalt stehen könnte. Es ist natürlich auch möglich, sich im Alltag zu Hause zu infizieren. Jedoch liegt die Wahrscheinlichkeit, sich bei einem Aufenthalt in Risikogebieten oder in Ländern mit einem geringen Hygienestandard zu infizieren, bedeutend höher.

Bei anhaltenden Magen-Darm-Erkrankungen werden häufig folgende **Bakterien sowie Erreger** untersucht:
- Campylobacter (im Stuhl und als Antikörper im Blut)
- Salmonellen
- Shigellen
- Yersinien
- Amöben (im Stuhl und als Antikörper im Blut)
- Lamblien (im Stuhl und als Antikörper im Blut)
- Würmer und Wurmeier
- Kryptosporidien
- Sprosspilze

Eine Analyse auf eine **Belastung mit Viren** sollte mindestens enthalten:
- Adenovirus
- Astrovirus
- Rotavirus
- Norovirus

Therapie
Die entsprechende Therapie ist abhängig vom Befund und deshalb immer individuell. Der behandelnde Arzt entscheidet, welche Therapie am besten geeignet ist. Bei bakteriellen Erkrankungen wird häufig ein Antibiotikum eingesetzt. Obwohl sich dies ungünstig auf die Darmflora auswirken kann, hat der Einsatz in solch einem Fall durchaus seine Berechtigung. Um die Darmflora in der Folge wieder zu sanieren, gibt es geeignete Maßnahmen.

3.5 Chronisch entzündliche Darmerkrankungen: Morbus Crohn und Colitis ulcerosa

Allein in Deutschland sind mehr als 300.000 Menschen von chronisch entzündlichen Darmerkrankungen (CED) betroffen.[13] Dazu zählen die am häufigsten auftretenden Formen Morbus Crohn und Colitis ulcerosa. Während Morbus Crohn im gesamten Verdauungstrakt vorkommen kann und auch die gesamte Darmwand entzündet ist, beschränkt sich die Entzündung bei Colitis ulcerosa auf die Schleimhaut im Dickdarm.

Die Ursache für die Entstehung von chronisch entzündlichen Darmerkrankungen ist noch nicht eindeutig geklärt, oft spielen aber mehrere Ursachen zusammen. Meist sind dies Nahrungsmittelunverträglichkeiten, eine veränderte Darmflora, Viren und ganz besonders der Lebensstil.

Bei beiden CED-Erkrankungen sind die Symptome ähnlich: krampfartige Bauchschmerzen, (blutige) Durchfälle, Fieber, Müdigkeit sowie Gewichtsverlust und weitere Symptome, die durch die verminderte Nährstoffaufnahme auftreten können. Für beide Erkrankungen ist recht typisch, dass sie in Schüben auftreten. Das bedeutet, dass sich Phasen mit stärkeren Beschwerden und Zeiten mit weniger Problemen abwechseln.

Die Erkennung einer chronisch entzündlichen Darmerkrankung ist nicht immer einfach, da die Beschwerden jenen von anderen Erkrankungen ähneln (Nahrungsmittelunverträglichkeiten) und von Patient zu Patient unterschiedlich sind. In der Regel wird die Diagnose von einem Gastroenterologen gestellt.

Häufig führt nicht nur eine einzige Untersuchung zur abschließenden Diagnose, sondern es werden mehrere Hinweise und Ergebnisse zusammengefasst, wie zum Beispiel:
- Anamnesegespräch
- Darmspiegelung

- Calprotectin-Wert (*Kapitel 3.1.5*)
- M2-PK-Wert
- Hämoglobin-Haptoglobin-Komplex
- Blutbild
- Ultraschall

Auch eine Reizdarmerkrankung und eine chronisch entzündliche Darmerkrankung (CED) sind sich manchmal recht ähnlich in ihren Symptomen. Es gibt jedoch klare Unterscheidungsmerkmale, um welche Erkrankungsform es sich handelt:
- Bei CED sind vielfach die oben genannten Laborwerte erhöht oder die Darmspiegelung ist auffällig. Bei Reizdarm dagegen sind die Werte und die Darmspiegelung meist in Ordnung.
- Bei CED findet sich oft Blut im Stuhl, bei Reizdarm fast nie.
- Bei CED treten die Symptome auch nachts auf, bei Reizdarm selten.
- Das Reizdarmsyndrom geht nicht mit Fieber einher.
- Bei CED kann es zu starker Erschöpfung aufgrund von Nährstoffmangel kommen.

Für Betroffene von chronisch entzündlichen Darmerkrankungen stellt sich oft die generelle Frage: Warum gibt es überhaupt Entzündungen? Eine Entzündung ist immer ein Zeichen dafür, dass das Immunsystem an dieser Stelle aktiv ist. Dadurch sollen Krankheitserreger und Giftstoffe aus den Gewebszellen entfernt werden. Jede über das »normale Maß« hinausgehende Reizung kann eine Entzündung zur Folge haben. Dies geschieht beispielsweise durch mechanische Reize (Druck, Verletzung), Allergene oder Krankheitserreger (Bakterien, Pilze, Viren, Parasiten).

Bei einer ständig anhaltenden Entzündung im Darm sollte auch an Histamin als Folgeerkrankung gedacht werden, da dies Entzündungen weiter verstärken kann (siehe *Kapitel 2.1.4*).

Therapie

Viele Ärzte und auch Betroffene berichten über Morbus Crohn und Colitis ulcerosa, dass keine Heilung, sondern lediglich eine Verringerung der Beschwerden möglich sei. Das Augenmerk liegt besonders darauf, die Intensität und Häufigkeit der Krankheitsschübe abzumildern.

Da es sich bei beiden Darmerkrankungen um **chronisch entzündliche** handelt, sind alle Maßnahmen angeraten, die helfen, die Entzündung in den Griff zu bekommen. Diese habe ich bereits beim Leaky Gut Syndrom (*Kapitel 3.1.3*) beschrieben. Dazu zählen:

- L-Glutamin sowie weitere Aminosäuren
- E.-coli-Bakterien
- Hochdosierte Vitamin-C-Infusionen (20 g oder mehr)
- Zink
- Darmbakterien
- Omega-3-Fettsäuren

Da auch **Krankheitserreger** eine Ursache für chronische Darmentzündungen sein können, ist eine umfassende Untersuchung auf Viren, Parasiten (*Kapitel 3.4*) sowie Darmpilze (*Kapitel 3.1.6* und *Kapitel 3.1.7*) angeraten.

Ein weiterer wichtiger Aspekt im Therapiekonzept von CED-Betroffenen ist, so wenig wie möglich Medikamente einzunehmen, die das Immunsystem unterdrücken (Immunsuppressiva). Bei schweren CED-Krankheitsschüben können Immunsuppressiva als letzte Möglichkeit sinnvoll sein, allerdings schwächen diese die natürliche Abwehrreaktion. Entscheidender wäre es herauszufinden: Wieso reagiert das Immunsystem im Darm plötzlich so stark? Und wogegen muss es sich wehren? Natürlich sind diese Fragen nicht trivial, sonst würde es nicht so viele CED-Betroffene geben.*

---

*Babsi Brosig et. al. (Hrsg.): Bauchschreiberlinge. Erzählungen aus dem Leben mit Morbus Crohn & Colitis ulcerosa. Books on Demand, 2. Auflage 2014. – Ein schönes Buch von CED-Betroffenen, die ihre (Alltags-)Geschichten mit der Krankheit schildern und über das Thema aufklären wollen.

Daher gilt: Je mehr Zusammenhänge man zwischen seiner Lebensweise und Ernährung, hilfreichen Heilmitteln und den Krankheitsschüben erkennt, desto besser kann man seinem Körper helfen und schädliche Faktoren ausschließen.

Eine klassische Folge von chronischen Entzündungen der Darmschleimhaut ist die mangelnde Resorption von Nährstoffen. Damit ist es möglich, dass trotz einer vollwertigen Ernährung eine Mangelsituation entsteht. Langfristig muss der Körper bei Resorptionsproblemen auf die eigenen Puffersysteme zurückgreifen. Irgendwann sind diese aber aufgebraucht, was dann zu Erschöpfung und Müdigkeit führt. Deshalb ist die Einnahme von Nahrungsergänzungsmitteln (Vitamine, Spurenelemente und Mineralien) bei einer CED-Erkrankung zweckmäßig, vor allem wenn sich ein Vitamin- und Mineralienmangel durch entsprechende Symptome äußert oder dieser anhand von Laborwerten diagnostiziert wird.

3.6 Konkretes Vorgehen

Aufgrund der vielen Hinweise und Möglichkeiten, die bisher beschrieben wurden, stellt sich bei vielen Betroffenen vermutlich die Frage: »Und was soll ich denn jetzt genau machen?« Deshalb möchte ich noch einmal die wichtigsten Informationen zusammenfassen, damit das theoretische Wissen zielgerichtet in die Tat umgesetzt werden kann.

Reizdarm-Erkrankungen können **viele Ursachen** haben und jeder Mensch reagiert anders auf die verschiedenen Therapien und Medikamente. Es gibt (leider) keinen Heilungsweg, der für alle Patienten gleich wirksam ist.

Sehr wichtig ist in jedem Fall das **Erstanamnesegespräch** mit dem behandelnden Therapeuten. Dabei kann der Therapeut anhand gezielter Fragen und der Beurteilung von Vorbefunden ganz individuell auf den Patienten eingehen. Auch der Lebensstil sollte Thema sein und in das Therapiekonzept einbezogen werden.

Sind die Nahrungsmittelunverträglichkeiten stark ausgeprägt und die Symptome heftig und zahlreich, dann wird die Heilung wahrscheinlich etwas mehr Zeit in Anspruch nehmen. In diesem Zusammenhang kann es sinnvoll sein, vor der Therapie die Erstattungsmöglichkeiten in Betracht zu ziehen (*Abbildung 22*).

Eine gute und umfassende Diagnostik bei Reizdarm und Nahrungsmittelunverträglichkeiten sollte mit einer **Stuhlprobe** beginnen. Durch die vielen unterschiedlichen Laborwerte wird die Individualität jedes einzelnen Patienten und jeder Reizdarmerkrankung berücksichtigt. Es ist dadurch gut erkennbar, in welchem Gesamtzustand sich der Darm befindet.

In *Abbildung 21* ist ein mehrstufiges Diagnose-Konzept dargestellt. Dies soll lediglich als Orientierungshilfe dienen. Voraussetzung für die Durchführung der Diagnosen ist natürlich, dass ein passender Therapeut gefunden wird, der diese Leistungen anbietet (*Kapitel 1.5*).

Die Reihenfolge der Diagnose-Maßnahmen ist ebenfalls nicht vorgeschrieben, sondern als Empfehlung gedacht. Das Vorgehen hängt immer von der Krankheitsgeschichte jedes einzelnen Betroffenen ab. Es führen auch hier sozusagen viele Wege nach Rom.

Parallel zu den Diagnose-Maßnahmen sollten die bestehenden Nahrungsmittelunverträglichkeiten genau untersucht werden (*Abbildung 22*). Dies trägt vor allem dazu bei, dass die akuten Symptome verschwinden. Werden dagegen unverträgliche Nahrungsmittel weiterhin verzehrt, beispielsweise weil die Unverträglichkeit nicht bekannt ist, dann werden der Darm gereizt und häufig weitere Abwehrprozesse in Gang gesetzt. Diese können wiederum die vorliegende Grunderkrankung verschlechtern oder neue Symptome hervorbringen. Eine korrekte Diagnose der Nahrungsmittelunverträglichkeiten ist deshalb ein wichtiger Bestandteil der Therapie.

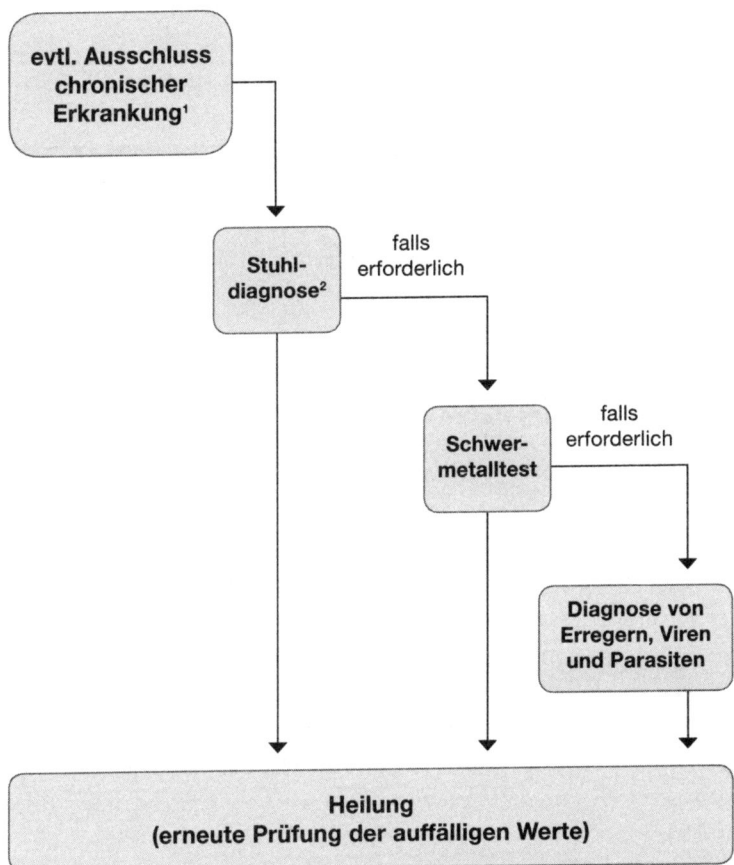

[1] Notwendigkeit abhängig von der Schwere der Symptome (z. B. starke Schmerzen, täglich mehrfach Durchfall) –> Gastroenterologe

[2] Die Stuhldiagnose sollte mindestens die folgenden Parameter enthalten: pH-Wert, aerobe und anaerobe Darmbakterien, Alpha-1-Antitrypsin, sIgA, Zonulin, Calprotectin, Candida, Schimmelpilze, Pankreas-Elastase

Abb. 21: Ein mehrstufiges Diagnose-Konzept bei Reizdarm und Nahrungsmittelunverträglichkeiten zur Erkennung der Krankheitsursache

ERSTATTUNGSMÖGLICHKEITEN

Heilpraktikerversicherung abschließen
Wartezeit beachten: meist 3 Monate *(Kapitel 1.6.1)*

Steuerliche Absetzung der Kosten
Gut begründen, warum die Therapie notwendig war *(Kapitel 1.6.2)*

UNVERTRÄGLICHE NAHRUNGSMITTEL / ERNÄHRUNG

Diagnose der unverträglichen Nahrungsmittel
Wichtig, da ansonsten der Darm weiter gereizt und dem Körper keine Chance zur Regeneration gegeben wird *(Kapitel 2.2)*

Ernährungsweise anpassen und Verdauungskraft stärken
Vorübergehende Meidung der unverträglichen Nahrungsmittel *(Kapitel 2.3)* und Verdauungskraft stärken *(Kapitel 3.3)*

Ernährungsberatung nutzen
Kann eine gute Unterstützung bei der Ernährungsumstellung sein

Abbildung 22: Unterstützende Maßnahmen im Therapiekonzept von Nahrungsmittelunverträglichkeiten

4 Notfallmedizin

Um in Akutsituationen schnell auf bestimmte Verdauungsprobleme reagieren zu können und den Beschwerden nicht hilflos ausgeliefert zu sein, werden im Folgenden einige Notfallmaßnahmen näher beschrieben.

Die häufigsten Symptome wie Durchfall, Verstopfung, laute Bauchgeräusche und Blähungen können körperlich sowie auch seelisch sehr belastend sein und schränken den Alltag teilweise stark ein. Diese Symptome sollten nicht einfach als zufällig, unvermeidbar oder als normal abgetan werden. Im Prinzip sind sie immer eine Reaktion des Körpers auf ein bestimmtes Ereignis oder eine Begebenheit. Natürlich drückt der Körper seine Probleme oder aktuellen Sorgen nicht in deutscher Sprache aus. Die Symptome sind seine Sprache. Es ist nicht immer einfach, diese Sprache richtig zu deuten. Je besser man lernt, sie zu verstehen, desto schneller und effektiver kann man seinen Körper auf dem Weg der Heilung unterstützen.

4.1 Durchfall

Bei Durchfall kann prinzipiell zwischen zwei Auslösern unterschieden werden: Krankheitserreger (Bakterien oder Viren) oder eine allgemeine Abwehrreaktion des Körpers.

Wenn **Krankheitserreger oder ein Magen-Darm-Infekt** für den Durchfall verantwortlich sind, dann lautet die vordringlichste Aufgabe, diesen Erreger so schnell wie möglich loszuwerden. Insbesondere auf Reisen gilt dies als Hauptursache, da der Körper meist nicht mit der Bakterienwelt des Reiselands vertraut ist.

BESCHWERDE-BILD	GEEIGNETE MASSNAHMEN
Durchfall	**Allgemein** • Wasser- und Elektrolytverluste ausgleichen • Schonkost • Reizende Nahrungsmittel und Getränke meiden **Durch Erreger entstanden (Bakterien, Viren)** • Quelle des Infekts beseitigen • Aktivkohle • Flohsamenschalen • Heilerde • Darmbakterien, E. coli oder Hefen **NICHT durch Erreger verursacht** • Ursache finden (Stress, unvertr. Nahrungsmittel ...) • Kräutertees (Brombeere, Himbeere, Johanniskraut) • Myrrhinil Intest
Verstopfung	• Ursache finden: Psychische Belastungen, Medikamente ... • Viel Bewegung • Flüssigkeitszufuhr erhöhen (mehr als 1,5 Liter pro Tag trinken) • Ballaststoffe
Darmgeräusche und Bauchgluckern	• Wenn Luft als Ursache -> siehe Blähungen • Magnesium (in Kombination mit Multivitaminpräparat) • Scharfes Essen und feurige Gewürze meiden • Candidabefall?

BESCHWERDE-BILD	GEEIGNETE MASSNAHMEN
Blähungen	**Ernährungsbedingt** • Sind blähende Nahrungsmittel verantwortlich? • Ernährungs- und Essgewohnheiten überprüfen • Zuckeraustauschstoffe (Sorbit, Maltit, Xylit – häufig in Light-Produkten) **Organische Ursachen** • Darmflora • Bauchspeicheldrüse • Unverträgliche Nahrungsmittel **Maßnahmen** • Fenchel-Anis-Kümmel-Tee • Fenchelsamen kauen • Ingwer • Kümmel, Kreuzkümmel • Petersilie • Viel Bewegung (Verdauungsspaziergang)

Tabelle 7: Überblick der Maßnahmen bei Durchfall, Verstopfung, Darmgeräuschen und Blähungen

Je schlechter der hygienische Standard in einem Land, desto höher die Chance, an Durchfall zu erkranken. Aber auch in unseren Breiten sind Magen-Darm-Infekte nicht selten.

In jedem Fall zählt es, zuallererst die Ursache für den Infekt zu finden und zu beseitigen. Führte zum Beispiel ein Restaurantbesuch zu den Problemen, dann handelt es sich um eine einmalige Ursache. Wenn aber zum Beispiel täglich verunreinigtes Wasser getrunken wird (aus Unwissenheit über die Verunreinigung), dann werden dem Körper jeden Tag weitere Krankheitserreger zugeführt und der Durchfall bleibt bestehen.

Um den Körper beim schnellstmöglichen Entfernen der krank machenden Bakterien zu unterstützen, gibt es viele gute Mittel, die Bakterien und Giftstoffe binden. Dazu zählen:
- Aktivkohle (z. B. »Kohletabletten«)
- Flohsamenschalen
- Heilerde

Eine weitere nützliche Maßnahme bei Durchfall ist die **Zufuhr von Darmbakterien und Hefekulturen**. Dazu zählen generell Darmbakterien (*Kapitel 3.1.2*), E.-coli-Bakterien (zum Beispiel »Mutaflor« oder »Pro Symbioflor«) sowie Hefen (zum Beispiel »Perenterol«). Diese Produkte können die krank machenden Bakterien im Darm zurückdrängen und den gesamten Darmtrakt beruhigen.

Da bei einer Infektion die Hauptaufgabe darin besteht, die Bakterien oder Viren aus dem Körper zu entfernen, sollte man besonders vorsichtig mit Peristaltikhemmern (zum Beispiel »Loperamid«) sein. Diese verlangsamen die Darmbewegung sehr stark, was dazu führt, dass die krank machenden Bakterien oder Viren im Körper verbleiben. Dann muss der Darm weiterhin gegen die Eindringlinge kämpfen und kann nicht zur Ruhe kommen.

Bei Durchfall, der aufgrund einer **allgemeinen Abwehrreaktion im Körper** (also nicht durch einen Infekt) entsteht, liegt der Fokus nicht auf dem Entfernen von Bakterien, sondern vielmehr darauf, den Darm zu beruhigen.

Die Gründe, warum der Körper auf bestimmte Einflüsse oder Umstände mit Durchfall reagiert, können vielfältig sein. Auslöser können beispielsweise sein:
- Unverträgliche Nahrungsmittel
- Psychischer Stress
- Aus dem Gleichgewicht geratene Darmflora
- Schwermetallbelastung
- Entzündung der Darmschleimhaut
- Nebenwirkung von Medikamenten

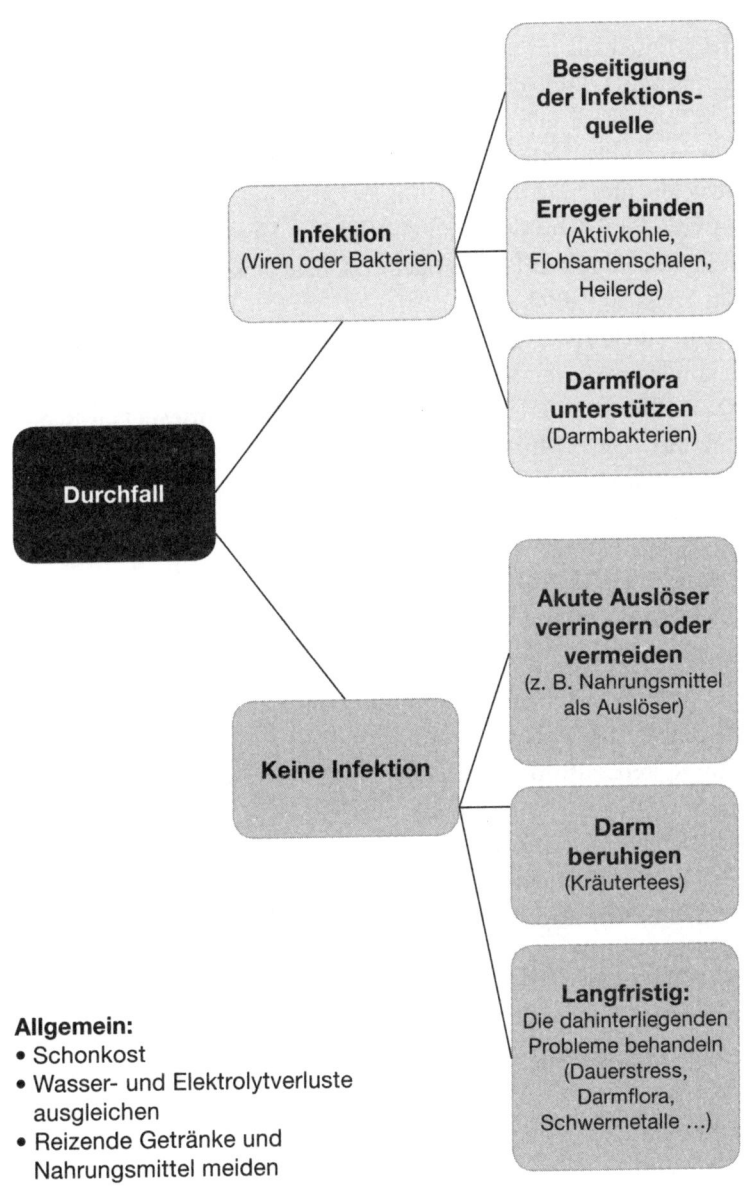

Allgemein:
- Schonkost
- Wasser- und Elektrolytverluste ausgleichen
- Reizende Getränke und Nahrungsmittel meiden

Abb. 23: Behandlung von Durchfallerkrankungen

Tritt Durchfall immer wieder auf, obwohl keine Krankheitserreger beteiligt sind, dann sind andere Ursachen dafür verantwortlich, und diese sollten langfristig behandelt werden. Insbesondere unverträgliche Nahrungsmittel können den Darm wiederholt provozieren und zu Durchfall führen. Aber auch starker Stress und psychische Belastungen sind eine häufige Ursache. Eine Besserung während ruhigeren Phasen oder im Urlaub kann ein erster Hinweis auf Stress als Auslöser sein.

Um rasch etwas gegen Durchfall zu unternehmen, haben sich besonders **Kräutertees** (Brombeer- und Himbeerblätter, Johanniskraut, Blutwurz) oder das Präparat »**Myrrhinil-Intest**« von Repha bewährt. Diese Mittel wirken zusammenziehend (adstringierend). Damit wird auf sanfte Weise die Darmbewegung verlangsamt. Zur Beruhigung des aufgewühlten Darms kann zusätzlich Kamillentee getrunken werden.

Neben den genannten Maßnahmen, die hauptsächlich im Darm selbst wirken, sollten vor allem die **Wasser- und Elektrolytverluste ausgeglichen werden**. Denn bei Durchfall verliert der Körper große Mengen an Wasser und Mineralien. Dies zeigt sich häufig durch Abgeschlagenheit und Müdigkeit. Deshalb ist eine **hohe Flüssigkeitszufuhr notwendig** (mehr als zwei Liter pro Tag), auch wenn man keinen Durst verspürt. Um den Elektrolythaushalt nach einer Durchfallerkrankung wieder aufzufüllen, eignen sich besonders Elektrolyt-Lösungen aus der Apotheke, eine vital- und mineralstoffreiche Ernährung sowie salzhaltige Getränke oder Nahrungsmittel.

Bei Durchfall sollte unbedingt auf folgende Nahrungsmittel und Getränke verzichtet werden, da sie den angeschlagenen Darm zu sehr reizen:
- Koffein
- Alkohol
- Schwarzer Tee
- Zuckerhaltige Getränke
- Milch und Milchprodukte

- Scharf gewürzte Speisen
- Unverträgliche Nahrungsmittel generell

Weiterhin empfiehlt es sich, während und nach der Durchfallphase Schonkost einzunehmen. Denn der Darm sollte sich von den Strapazen erholen können und seine Energie für den Heilungsprozess nutzen. Als Schonkost eignen sich:
- Mit Schale geriebener (Bio-)Apfel
- Zerdrückte Banane
- Zwieback
- Gekochtes oder püriertes Gemüse
- Gemüsesuppe

4.2 Verstopfung

Bei Verstopfung handelt es sich im Prinzip um eine entgegengesetzte Reaktion zum Durchfall. Während der Körper beim Durchfall etwas »loswerden« möchte, hält er bei Verstopfung an etwas fest. Für die Verstopfung können sowohl körperliche als auch psychische Gründe infrage kommen.

Auf der körperlichen Ebene ist Verstopfung meist ein Zeichen für eine **zu träge Darmbewegung**. Dabei wirkt sich besonders körperliche Trägheit reflektorisch auf den Darm aus. Deshalb ist bei Menschen, die zu Verstopfung neigen, **tägliche Bewegung angeraten**.

Auch eine **ausreichende Flüssigkeitszufuhr** ist bei Verstopfung entscheidend. Denn der Dickdarm entzieht dem Speisebrei das Wasser. Wenn der Körper das Gefühl hat, dass zu wenig Flüssigkeit vorhanden ist, dann versucht er im Darm, so viel und so lange wie möglich Flüssigkeit aus dem Speisebrei zu gewinnen. Dieser verhärtet dadurch. Da der Mensch zu über 70 Prozent aus Wasser besteht, stellt eine ausreichende Wasserversorgung für den Körper nicht nur einen netten Nebeneffekt dar, sondern ist lebensnotwendig! Erhält der Körper das Signal, dass genügend Flüssigkeit zugeführt wird (mit täglich 1,5 Litern oder mehr sollte dies der Fall sein), dann ist er nicht mehr so dringend auf die Flüssigkeit im Speisebrei angewiesen, die Darmpassage wird nicht mehr so stark verzögert.

Unerlässlich ist die Versorgung mit **Ballaststoffen**. Diese sollten einerseits über Vollkornprodukte sowie Obst und Gemüse (sofern verträglich) konsumiert werden. Andererseits können sie durch bestimmte ballaststoffreiche Produkte ergänzt werden, wie **Leinsamen, Flohsamenschalen oder Kleie**. Auch dabei ist es enorm wichtig, sie **gemeinsam mit viel Flüssigkeit einzunehmen**. Denn diese Mittel quellen im Darm auf und das Stuhlvolumen vergrößert sich. Dies übt einen Druck auf die Darmwand aus und gibt dem Körper ein Signal zur Entleerung. Werden diese Quellmittel ohne oder nur mit wenig Flüssigkeit verzehrt, dann kann sich die Verstopfung sogar noch verstärken.

Auch eine **geregelte Lebensweise** und ganz besonders eine regelmäßige Zeit für den Toilettengang spielen beim Verdauungsproblem Verstopfung eine große Rolle. Damit erhält der Körper die Möglichkeit, sich auf gewisse Abläufe einzustellen.

Nicht zu vergessen: Auch Medikamente können für eine Verstopfung verantwortlich sein. Achten Sie darauf, ob eine Verstopfung erst nach der Einnahme eines bestimmten Medikamentes aufgetreten ist oder bereits vorher bestand. Besonders bei Frauen kann der Hormonhaushalt einen entscheidenden Einfluss auf die Entstehung von Verstopfungen haben.

Eine weitere Komponente, die als Ursache infrage kommt, sind **psychische Belastungen**. Selbst wenn diese Thematik schwerer greifbar ist als die körperliche Ebene, spielt die Psyche eine nicht unwesentliche Rolle. Wie wir wissen, besteht der Darm aus einem riesigen Nervengeflecht. Die Darmbewegung wird hauptsächlich von diesen Nerven gesteuert, durch die Übermittlung von entsprechenden Signalen an die Muskeln. Dabei agieren die Darmnerven jedoch nicht vollkommen unabhängig von der Umgebung, sondern sie sind eng mit unserem Gehirn vernetzt. Deshalb wirken sich äußere (psychische) Einflüsse unwillkürlich (ob wir es wollen oder nicht) auf die Darmbewegung aus.

Prinzipiell ist diese Reaktion des Körpers sehr sinnvoll und nützlich. Denn in den vielen Jahrtausenden der Menschheitsentwicklung lernte der Körper, sein Verhalten der entsprechenden Situation anzupassen. Und in einer Stresssituation (zum Beispiel bei der Flucht vor wilden Tieren) wurde die Verdauung weit hintangestellt. Die gesamte Energie wurde stattdessen für Prozesse gebündelt, die für die Flucht oder Verteidigung notwendig waren. Eine für das Überleben sehr sinnvolle Strategie.

Wenn heutzutage stressige Situationen entstehen, dann schaltet der Körper ebenfalls in diesen Angriff-/Flucht-Modus und fährt dabei die Verdauungsleistung zurück. Damit kann man dem Körper kaum vorhalten, dass er in angespannten Situationen mit Verstopfung reagiert – dies war (und ist) lebensnotwendig.

Bei der Analyse des Stressniveaus geht es nicht darum, ob jemand anders mehr Stress hat, sondern ob man selbst die aktuelle Situation als belastend beziehungsweise als Stress wahrnimmt. Entscheidend ist das Wissen, wie körperliche Prozesse in Stresssituationen ablaufen und dass sie sich nicht einfach abschalten lassen. Dementsprechend sollte das persönliche sowie berufliche Umfeld so gut es geht daraufhin angepasst werden.

Problematisch bei der Behandlung von Verstopfung wird es, wenn auf längere Sicht **abführende Medikamente** verwendet werden. Dadurch verlernt der Körper das Gefühl für eine natürliche, eigenständige Entleerung, und dieser Prozess wird irgendwann abhängig vom betreffenden Medikament. Da die Ursachen bestehen bleiben (Flüssigkeitsmangel, Stress, Medikamenteneinnahme etc.), muss die Dosis an Medikamenten meist ständig erhöht werden und man entfernt sich mehr und mehr vom natürlichen Zustand. Nach monate- oder sogar jahrelanger Verwendung von Abführmitteln ist es umso schwieriger, den Körper in den natürlichen Funktionszustand zurückzubringen. Deshalb sollten Medikamente nur so selten wie möglich verwendet werden.

Wie bei vielen anderen körperlichen Beschwerden gibt es auch bei Verstopfung kein allgemeingültiges Patentrezept. Jeder muss letztendlich zwischen den vielen Maßnahmen selbst ausprobieren und herausfinden, welche für ihn am wirkungsvollsten sind. Während eine bestimme Therapie bei einem Betroffenen großartige Erfolge zeitigt, kann sie bei einer anderen Person völlig fehlschlagen.

4.3 Darmgeräusche und Bauchgluckern

Auch wenn laute Bauchgeräusche und Gluckern im Darm nicht dramatisch sind, so können diese Symptome auf Dauer doch zu einer starken psychischen Belastung werden. Grundsätzlich muss bei Bauchgeräuschen erst einmal zwischen **Magengeräuschen und Darmgeräuschen** unterschieden werden. Sie sind vorderhand nicht immer eindeutig zuzuordnen, gehen sie doch häufig mit anderen Symptomen und Empfindungen einher. Auch liegen Magen und Darm an manchen Stellen sehr nah beieinander.

Geräusche aus dem Magen können beispielsweise mit Hunger, starkem Völlegefühl oder Aufstoßen zusammenhängen. Darmgeräusche dagegen treten etwas tiefer im Bauchraum auf.

Falls es sich bei Bauchgluckern um Darmgeräusche handeln sollte, kommen häufig zwei Ursachen in Betracht: eine **starke Ansammlung von Luft** (die sich einige Stunden nach der Mahlzeit in Form von Blähungen äußert) oder eine **geräuschintensivere Darmbewegung**. Sollte zu viel Luft die Ursache sein, dann können kurzfristig erst einmal alle Maßnahmen angewendet werden, die in *Kapitel 4.4 Blähungen* aufgeführt sind.

Wichtig zu wissen bei der Suche nach dem Auslöser: Die Darmprobleme treten erst einige Stunden nach einer Mahlzeit auf. Die gerade eben gegessene Mahlzeit befindet sich noch eine ganze Zeit lang im Magen und braucht (abhängig von der Kost) mehrere Stunden, ehe sie im Darm ankommt. Bei Getränken und flüssigen Nahrungsmitteln ist die Verweildauer im Magen dagegen bedeutend kürzer.

Langfristig muss auch hier darüber nachgedacht werden, warum übermäßige Blähungen entstehen. Dazu sollten vor allem die

Bauchspeicheldrüse sowie die Darmflora eingehender analysiert werden. Auch unverträgliche Nahrungsmittel können daran schuld sein.

Ein weiterer Grund für die Darmgeräusche kann die Darmbewegung selbst sein. Da der Darm den Nahrungsbrei ständig vorwärtsbewegt, um ihn am Ende auszuscheiden, finden dauernd Muskelkontraktionen statt. Damit im Körper alle Muskelbewegungen reibungslos ablaufen können, ist speziell der Mineralstoff **Magnesium** wichtig. Er entspannt die Muskeln und ist gleichzeitig am Muskelaufbau beteiligt. Bei Menschen mit häufigen Muskelkrämpfen oder für Sportler ist dies von besonderer Relevanz. Ähnlich verhält es sich im Darm: Die Darmmuskeln können ohne genügend Magnesium nicht optimal funktionieren. Deshalb hat sich für viele Betroffene die Einnahme von Magnesium, häufig in Kombination mit einem Multivitaminpräparat, bewährt.

ALTER	MÄNNLICH	WEIBLICH
15–18 Jahre	400 mg	350 mg
19–24 Jahre	400 mg	310 mg
ab 25 Jahre	350 mg	300 mg

Tabelle 8: Empfehlungen für die tägliche Magnesiumzufuhr von der Deutschen Gesellschaft für Ernährung[14]

Ich rate dazu, bei den Magnesium-Nahrungsergänzungsmitteln auf die chemische Zusammensetzung zu achten: es gibt unter anderem Magnesiumchelat, Magnesiumcitrat und Magnesiumcarbonat. Lesen Sie bei den Inhaltsstoffen eines Präparats nach, welche Magnesiumform verwendet wird. Von Carbonat-Verbindungen rate ich generell ab, nicht nur bei Magnesium. Diese binden sehr viel Magensäure und damit wird ein sehr wichtiges Verdauungsorgan geschwächt. Das hat im weiteren Verlauf wiederum Auswirkungen auf den Darm.

Citrat- und Chelat-Verbindungen sind für den Magen bedeutend besser. Der Vorteil von Chelaten liegt in ihrer hohen biologischen Verfügbarkeit. Bei der Einnahme einer Tablette mit 100 mg Magnesium werden nicht die vollständigen 100 mg vom Körper aufgenommen, sondern lediglich ein bestimmter Teil. Die Menge, die der Körper aufnehmen kann, ist abhängig von der chemischen Zusammensetzung des Magnesiums. Persönlich habe ich mit dem Magnesiumpräparat von Biofitt gute Erfahrungen gemacht (Chelat-Verbindung, nur wenig andere Inhaltsstoffe).

Eine weitere Ursache für Darmgeräusche kann ein **Candida-Befall** sein. Dazu ist eine Therapie notwendig, die den Candida-Pilz direkt an der Wurzel packt (siehe *Kapitel 3.1.6*).

Bei einem gereizten oder entzündeten Darm machen häufig auch **scharfes Essen und feurige Gewürze** Probleme. Ähnlich wie Scharfes in einer Wunde auf der Haut für ein schmerzhaftes Brennen sorgt, so reizt es auch den erkrankten Darm. Darmgeräusche können die Folge sein.

4.4 Blähungen

Selbst bei ganz normalen, alltäglichen Verdauungsvorgängen kommt es im Darm zu Gärungsprozessen und es entstehen Gase. Blähungen sind deshalb etwas völlig Natürliches, sie deuten nicht immer auf eine Erkrankung hin.

Entscheidend ist die Häufigkeit der Blähungen pro Tag. Als Faustregel gilt: Bis zu 20 Blähungen pro Tag, also etwa einmal pro Stunde, können als normal angesehen werden. Entstehen dagegen deutlich mehr Blähungen über einen längeren Zeitraum hinweg und leidet man dazu noch unter anderen Beschwerden oder Schmerzen, dann sollten Gegenmaßnahmen ergriffen werden.

Es gilt zwischen **ernährungsbedingten und organischen Gründen** für die Blähungen zu unterscheiden. Zu den ernährungsbedingten Ursachen zählen alle Nahrungsmittel, Getränke sowie Verhaltensweisen, die auch bei Menschen mit einem gesunden Verdauungsapparat zu Flatulenzen (Blähungen, Darmwinde) führen.

Es gibt einige Nahrungsmittel, von denen bekannt ist, dass sie zu einer erhöhten Gasentwicklung im Darm führen. Die Rede ist von »**blähenden Nahrungsmitteln**«. Dazu zählen beispielsweise:
- Bestimmte Gemüsesorten (Zwiebeln, Lauch, Kohl etc.)
- Pilze
- Eier
- Hülsenfrüchte (Bohnen, Linsen etc.)
- Ofenfrisches Brot

Ein Hauptgrund für die starke Gasentwicklung im Darm bei bestimmten Nahrungsmitteln ist ein **hoher Anteil an unverdaulichen Ballaststoffen**. Wer generell zu vermehrten Flatulenzen neigt, sollte deshalb besser auf diese Lebensmittel verzichten. Er würde sonst den Darm sowie den gesamten Organismus weiter belasten.

Zwar gelten Ballaststoffe allgemein als gesund und werden für eine ausgewogene Ernährung empfohlen. Ist das Verdauungssystem aber bereits angeschlagen und treten immer wieder Beschwerden oder Schmerzen auf, dann ist der Schaden durch die Ballaststoffe bedeutend größer als der gut gemeinte Nutzen.

Eine weitere ernährungsbedingte Ursache für Blähungen können **Zuckeraustauschstoffe** sein, wie beispielsweise Sorbit, Maltit oder Xylit. Diese sind unter anderem in »zuckerfreien« Limonaden, Kaugummis, Diätsüßigkeiten sowie den meisten als zuckerfrei deklarierten Light-Produkten enthalten.

Auch **bestimmte Ernährungs- und Essgewohnheiten** können zu Blähungen führen:
- Spätes oder nächtliches Essen
- Hastiges Essen
- Mangelndes Kauen

- Zu große Mahlzeiten
- Zu viele unterschiedliche Nahrungsmittel in einer Mahlzeit (Mehr-Gänge-Menü)
- Essen und gleichzeitiges Trinken
- Kohlensäurehaltige Getränke

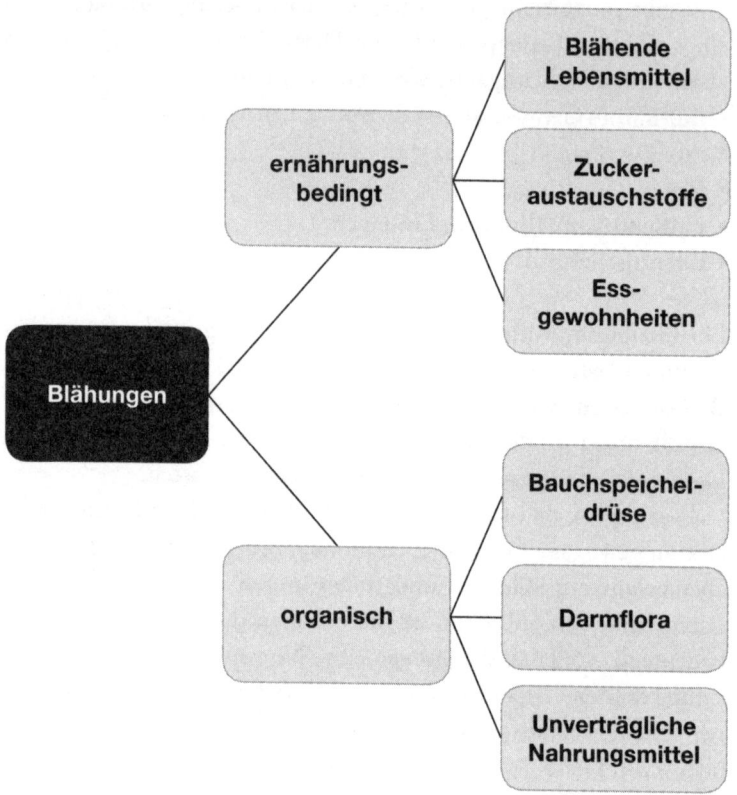

Abb. 24: Ursachen und entsprechende Behandlungsmöglichkeiten bei Blähungen

Sind ernährungsbedingte Gründe für Blähungen ausgeschlossen, muss bei den organischen Ursachen angesetzt werden. Auf dem Weg zur Heilung sollten zuerst die **Bauchspeicheldrüse** (*Kapitel 3.3.3*) sowie die **Darmflora** (*Kapitel 3.1.2*) genauer untersucht werden. **Unverträgliche Nahrungsmittel** führen ebenfalls häufig zu starker Gasbildung im Darm (*Kapitel 2.2*). Einmal erkannt, können die entsprechenden Gegenmaßnahmen langfristig gute Erfolge bringen.

Möchte man kurzfristig etwas gegen Blähungen unternehmen, so gibt es gute natürliche Heilmittel, die dabei helfen, die Luft im Darm aufzulösen. Die folgenden Mittel haben sich bewährt:
- Fenchel-Anis-Kümmel-Tee
- Fenchelsamen kauen
- Ingwer (frisch oder als Tee)
- Kümmel und Kreuzkümmel
- Petersilie

In manchen Kulturkreisen werden bei blähenden Mahlzeiten (wie etwa Bohnen- und Linsengerichten) schon bei der Zubereitung »entblähende« Gewürze wie Kreuzkümmel oder Fenchel zugegeben. Denken Sie einfach beim nächsten Kochen daran. Auch **Bewegung**, zum Beispiel ein **Verdauungsspaziergang**, hat sich bei übermäßigen Blähungen gut bewährt.

Weniger bekannt ist die Tatsache, dass durch eine zu starke Gasansammlung im Darm und Magen sogar Herzbeschwerden entstehen können. Dies wird als **Roemheld-Syndrom** bezeichnet. Dabei drückt die Luft im Magen-Darm-Bereich so stark gegen das Zwerchfell, dass sich dies in Form von Schmerzen auf den Brustkorb und das Herz auswirken kann. Alle Maßnahmen, die gegen Blähungen helfen, können auch hier nützlich sein.

Nicht nur, dass ständige Blähungen die Lebensqualität enorm einschränken. Es ist auch hier wieder ein Versuch des Körpers, in seiner eigenen Sprache zu vermitteln, dass etwas nicht stimmt und korrigiert werden sollte.

Schlusswort

Die Anzahl der Menschen, die von Reizdarm und Nahrungsmittelunverträglichkeiten betroffen sind, hat in den vergangenen Jahren massiv zugenommen. Ein Blick in den Supermarkt genügt: Das Angebot an gluten- und laktosefreien Produkten ist enorm vielfältig. Auf vielen Artikeln sind Allergene sowie unverträgliche Zutaten in fetter Schrift hervorgehoben.

Die weite Verbreitung der Erkrankung bringt es mit sich, dass man sich mit vielen anderen Betroffenen austauschen kann. Insbesondere das Internet ermöglicht eine intensive Recherche über sämtliche Medikamente und Heilmethoden. Damit kann der Weg der Heilung selber weiter beschritten werden, auch wenn der Arzt sagt: »Da kann man nichts machen.«

Ich hoffe, dass dieses Buch dazu beiträgt, die Krankheit Reizdarm sowie Nahrungsmittelunverträglichkeiten besser zu verstehen, und dass es dazu motiviert, die Heilung **eigenverantwortlich** in die Hand zu nehmen.

Nicht zuletzt soll dieser Ratgeber ein großes Stück Hoffnung vermitteln, denn es gibt tolle Diagnose- und Therapiemöglichkeiten, mit denen viele Betroffene ihre Krankheit überwunden haben. Während der Therapie kann es immer mal Rückschläge geben, etwa wenn ein bestimmter Heilungsansatz nicht die erhoffte Wirkung zeigt. Doch davon sollte man sich keinesfalls entmutigen lassen – die Auswahl an weiteren Behandlungsmöglichkeiten ist groß.

Die Ursache der Erkrankung zu finden und dann erfolgreich zu behandeln – dies ist der Kern jeder Therapie! Und ist erst einmal die Ursache behoben, dann verschwinden die Symptome ganz von selbst.

Dank

An dieser Stelle möchte ich mich ganz herzlich bei meinem Heilpraktiker Christoph Hasse bedanken. Es hat mich immer wieder beeindruckt, wie er sich unermüdlich und aufopferungsvoll um seine Patienten kümmert und bei schwierigen Beschwerdebildern »um die Ecke« denkt. Ganz besonders bin ich dankbar, dass ich von seinem großen Erfahrungsschatz profitieren konnte.

Weiterhin möchte ich mich bei meinen Eltern bedanken, die mich stets unterstützt haben und mir sehr viele Freiheiten für meine persönliche Entwicklung ließen.

Für die Unterstützung bei der Erstellung dieses Werkes bedanke ich mich in besonderem Maße bei Madeleine Polster und Sebastian Unglaube.

Außerdem gilt mein Dank den vielen aktiven Betroffenen, die durch ihren unentwegten Einsatz in Internet-Foren mit Tipps und eigenen Erfahrungen anderen Betroffenen weiterhelfen und Mut machen. Ganz besonders möchte ich hier das Libase-Forum hervorheben, durch das ich selbst viele hilfreiche Ideen und Ansätze erhalten habe.

Endnoten / Literatur- und Quellenverzeichnis

[1] **Blumenschein, B.; Smollich, M. (2015):** Krankheit oder Mode? Nahrungsmittelunverträglichkeiten: Ist das wirklich schlecht für mich? Hg. v. Deutsche Apothekerzeitung (20).
www.deutsche-apotheker-zeitung.de/daz-az/2015/daz-20-2015/krankheit-oder-mode

[2] **Bundesamt für Ernährung und Landwirtschaft (2016):** Milchleistung je Kuh in Deutschland in den Jahren 1900 bis 2015.
www.de.statista.com/statistik/daten/studie/153061/umfrage/durchschnittlicher-milchertrag-je-kuh-in-deutschland-seit-2000

[3] **Hoffmann, G. F.; Lentze, M. J.; Spranger, J.; Zepp, F. (2014):** Pädiatrie. Grundlagen und Praxis. Berlin: Springer.

[4] **Born, P. (2007):** Carbohydrate malabsorption in patients with non-specific abdominal complaints. In: World Journal of Gastroenterology 13 (43): 5687–5691. Published online Nov 21, 2007.

[5] **Laass, M. W.; Schmitz, R.; Uhlig, H. H.; Zimmer, K.-P.; Thamm, M.; Koletzko, S. (2015):** Zöliakieprävalenz bei Kindern und Jugendlichen in Deutschland. In: Deutsches Ärzteblatt International 112 (33–34), S. 553–560.

[6] **Mittmann, U. (2001):** Bioverfügbarkeit von Zinkpräparaten. In: Deutsche Apothekerzeitung (50), S. 46.
www.deutsche-apotheker-zeitung.de/daz-az/2001/daz-50-2001/uid-5197

[7] **Juvalis.de:** Der richtige pH-Wert im Darm.
www.juvalis.de/apotheke/der-richtige-ph-wert-im-darm-geben-sie-ihrer-verdauung-ruhig-mal-saures

[8] **Bayer, W.; Schmid, K. (2013):** Gesunder Darm, kranker Darm. Diagnostischer Leitfaden für Darm-assoziierte Erkrankungen. Leinfelden-Echterdingen.

www.labor-bayer.de/laborinformationen_publikationen/stuhldiagnostik/Dr-Bayer-Gesunder-Darm-kranker-Darm.pdf

[9] **Biovis (2011):** Leaky gut. Die erhöhte Durchlässigkeit des Darms – Ursachen und Folgen. Limburg.
www.biovis.de/resources/Downloads_Aerzte/Aerzte_Fachinfo_DL/Biovis_Leaky_gut_221112.pdf

[10] **Bundesinstitut für Risikobewertung (2002):** Toxikologische und ernährungsphysiologische Aspekte der Verwendung von Mineralstoffen und Vitaminen in Lebensmitteln. Berlin.
www.bfr.bund.de/cm/343/verwendung_von_mineralstoffen_und_vitaminen_in_lebensmitteln.pdf

[11] **Weiss, T.:** Diagnostik von Pilzen im Verdauungstrakt. Mannheim.
www.weiss.de/krankheiten/pilzerkrankungen/diagnose/magen-darm-pilze

[12] **Mutter, J.; Haley, B.; Runte, H. (2012):** Gesund statt chronisch krank! Der ganzheitliche Weg: Vorbeugung und Heilung sind möglich. 2. Auflage. Weil der Stadt: Fit fürs Leben Verlag.

[13] **CED-Hilfe e.V.:** Was sind Morbus Crohn und Colitis ulcerosa?
www.ced-hilfe.de/index.php/was-sind-morbus-crohn-und-colitis-ulcerosa.html

[14] **Deutsche Gesellschaft für Ernährung e.V.:** Referenzwerte für Magnesium.
www.dge.de/wissenschaft/referenzwerte/magnesium

Über den Autor

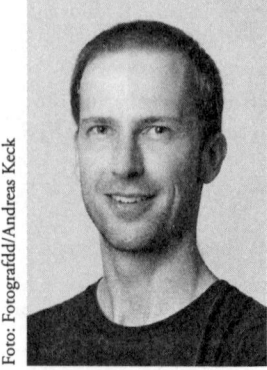

Foto: Fotografdd/Andreas Keck

Dirk Schweigler
1984 in Freiberg (Sachsen) geboren. Schon während des Studiums der Verkehrswirtschaft an der TU Dresden zeigte sich seine Leidenschaft zum Schreiben. Dirk Schweiglers Diplomarbeit wurde für den Friedrich-List-Preis der Fakultät nominiert und er stellte seine Ergebnisse auf mehreren internationalen Konferenzen vor. Während des Studiums lebte er mehrere Monate in Japan und Mexiko sowie eineinhalb Jahre in den USA. Nach Abschluss des Studiums verbrachte Dirk Schweigler über ein Jahr in Indien, um die alten Schriften des Hinduismus zu erlernen. Während seiner anschließenden Tätigkeit in der Krebsforschung am Universitätsklinikum Dresden war er an mehreren wissenschaftlichen Publikationen beteiligt.

Als ehemaliger Reizdarm-Patient kennt er die Problematik aus erster Hand. Auf seiner mehr als dreijährigen Suche nach einer Lösung hat er viele Therapien ausprobiert, intensiv recherchiert und sich mit anderen Betroffenen ausgetauscht. Seine Ergebnisse und Erfahrungen hat er in diesem Buch zusammengefasst – um anderen zu helfen und Mut zu machen.

Kontakt: *reizdarm-heilen@gmx.de*